安心介護ハンドブック⑪



増補改訂版

# イラストでわかる 介護のための急変ノート

堀 清記・堀 和子／監修
前田 万亀子／編著

ひかりのくに

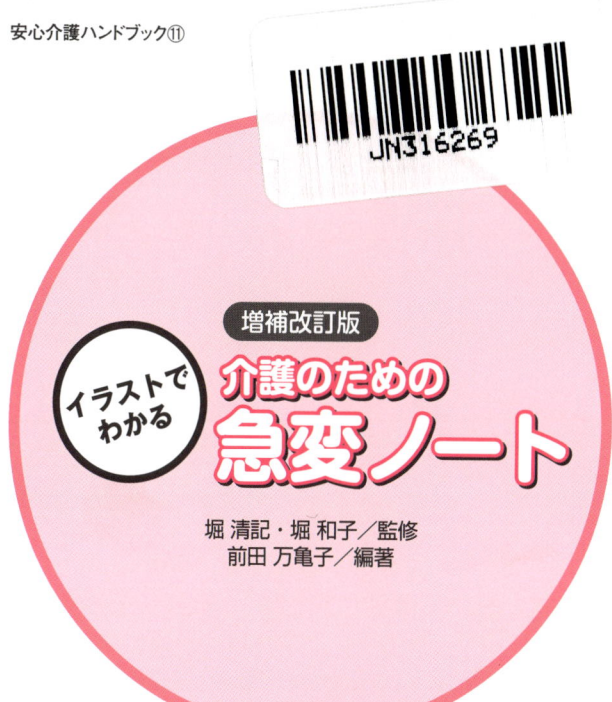

# ● はじめに ●

高齢者を介護するうえで一番恐いのは、急変や事故ではないでしょうか。急変状況に直面したときは、何をすればよいかを的確に判断し、冷静で迅速な対応が求められます。すぐに適切な応急処置ができれば、症状も軽くてすみ、生命を救うことができます。ご家庭や介護の現場などで起こりやすい急変や事故についての対処や手当ての手順を知っておくことは大切なことです。

また、高齢者の場合、特に慢性疾患があると、いつどこで急に体の変調を起こすかは予測できません。必ずしも既往症があるとか、発病の前兆があるわけでもありません。日ごろから生活習慣や活動状態を観察しておくことも必要で、そうすることで高齢者の病態を正しく把握できることになります。

この度在宅介護をされているご家族、介護士やヘルパーなど介護業界に従事されている皆さん、介護を学んでいる方たちに幅広くご活用いただいていた「介護のための急変ノート」を、さらに内容を充実させ「改訂介護のための急変ノート」として一新いたしました。急変時にとまどうことなくすぐ役だつように、基本対応や手当ての手順などをイラストを交えてわかりやすくまとめています。「慌てていて、何もできなかった」というようなことがないように、常に手もとに置いて役だてていただければ幸いです。

増補改訂にあたっては、2012年4月1日から施行される「社会福祉士及び介護福祉士法施行規則の一部を改正する省令」に即し、加筆修正を加えています。

# ● 本書の使い方・特長 ●

## 「いざというときの手順」「119番通報と救急車の呼び方」

いつでも、どこでも、すぐに活用できるハンドブックサイズにしています。急変時に必要な知識が得られ、だれでも実行できるようにわかりやすく構成しています。

## Ⅰ 急変時の症状別ケア

急変時の具体的な手当ての手順やポイントをイラストを配してわかりやすく具体的に解説しています。高齢者の急変に際する情報を内因性疾患だけでなく、外傷、外因性疾患まで幅広く網羅し、症状別タイトルを大きくし、見開きで見やすくするなど検索しやすいように配慮しています。

## Ⅱ 知っておきたい急変対応の基本

### ◉「急変対応の重要性」「介護における急変対応」

急変時の手当ての目的は、救命、苦痛の軽減、悪化防止です。基本的な手当てをマスターすることの心構えとポイントを紹介しています。

### ◉「介護職の医療行為について」「介護職の役割」

介護職の医療行為と事故対応について解説しています。急変対応の行為を再確認する際にお役だてください。

### ◉「高齢者の体を知っておこう」「急変対応の基本」

高齢者特有の身体的・心理的変化、症状理解などの基礎知識から、観察するポイントや対処法を解説しています。

# ● もくじ ●



## I 急変時の症状別ケア

## II 知っておきたい急変対応の基本

# ● 介護職の役割 ●

誤った思いやりや行為が高齢者の生命を危険にさらすことがあります。介護職としての役割を逸脱しないように常に意識する必要があります。

**介護職**

| ①連絡 → | ②手当ての準備 |
|---|---|
| ◎医療関係者（看護職、主治医等）に連絡 | ◎AED |
| ◎119番（救急車）を呼ぶ | ◎人工呼吸用具 |
| ◎応援を呼ぶ（別の介護職がサポート） | ◎吸引器 |
| ◎ご家族・関係者に連絡をする | ◎メディカル用具 |

■看護職がいない場合には…
●状況・状態を把握する→●観察と迅速な判断→●主治医に連絡→●医師の指示による救命手当ての実行→●救急車に同乗→●個人情報を搬送先に伝える

## ◉看護職の役割

状況・状態の観察（バイタルサインの測定）→医師や病院側に症状の説明をする→処置および治療（医師の指示を実行する）→救急車に同乗する

## ◉医療行為に当たらない役割例

○体温測定（水銀・電子体温計を使用し、わきの下で）
○血圧測定（自動血圧測定器を使用）
○つめ切り（正常なつめ／やすりがけ）
○耳あかの除去
○口腔ケア・清拭（歯ブラシや綿棒使用）
○軽度のすり傷などの応急手当て
○湿布、皮膚への軟こう塗布
（P.97参照）

# I

# 急変時の症状別ケア

## 心構え

高齢者が目の前で転倒したり、急に頭痛を訴えたり、嘔吐したりしたときなどには、まず症状を見極め、落ち着いて行動しましょう。その際には自分ひとりで判断せず、助けを呼んで協力し合い、医療職(看護職・施設責任者または主治医)に連絡をして指示を受けます。ふだんから個々人のバイタルサインや既往歴などを把握しておき、急変時の症状別ケアのシミュレーションをしておくと対応もスムーズに行なえるでしょう。

# いざというときの手順

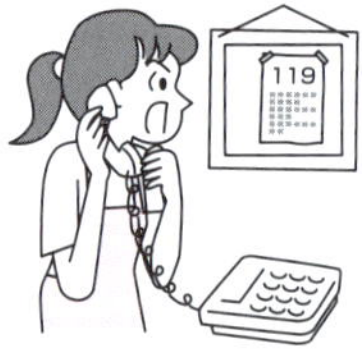


落ち着いて冷静に行動しましょう。
まず、医療職への連絡や確認を行ない、救急車を呼び、救急車がくるまでに救急処置を行ないます。

## ◉救急車到着までにすること<1>

**まずすること**

かかりつけ医に連絡、指示を受ける

119番に連絡

状態を伝える
状況、意識の有無、容態（出血や激痛など）

連絡先を伝える

準備をする
保険証、診察券、個人情報（パーソナルデータ）、身の回り品

**到着したら**

隊員に状況を伝え、個人情報を提示する

希望する医療機関があれば伝える

ご家族に連絡を入れ、職員が同乗する

## 救急車到着までにすること<2>

声をかけて反応を見て、周囲の人にも助けを求める

強い出血があれば止血する

口の中に食べ物や嘔吐物があれば取り出す

意識を確認する(応答がなければ意識不明の可能性が大きい)

あごを引き上げ、頭をそらせて呼吸をしやすくする

呼吸があるかどうかを確認する

呼吸をしていなければ人工呼吸を始める

(省略可)

頸動脈(けいどうみゃく)に指を当て、5秒間脈の有無を測る

(P.103)

脈がない場合は心肺蘇生を開始する

(「心肺蘇生法」P.111)

心臓マッサージと人工呼吸を繰り返す

# 119番通報と救急車の呼び方

「119番への通報」

## ◉救急車を呼ぶとき

**次のような場合は主治医に連絡して救急要請しましょう‥**

| 症 状 | チェック欄 |
|---|---|
| 意識がない。 | |
| 呼吸停止、心臓停止状態。 | |
| 呼吸が困難である。 | |
| 頭を打った。 | |
| 手や足などが麻痺（まひ）している。 | |
| 痙攣（けいれん）が続いている。 | |
| 大量の吐血や下血がある。 | |
| 出血がひどい。 | |
| 激しい腹痛がある。 | |
| 嘔吐（おうと）や吐き気がある。 | |
| 胸痛がある。 | |
| 骨折をした。 | |
| 大やけどをした。 | |

※施設では救急車を呼んではいけない場合もあります。

## 119番では「落ち着いて、ゆっくり、はっきりと!」

局番なし119番（地域の消防本部）に電話し、通じたら係員の質問に答えましょう。

☎○○消防本部（署）です。火事ですか？救急ですか？

救急です。

☎どうしましたか？

急病です。
例（急に倒れました。呼びかけても反応がありません）
※どんな状態で倒れたのか、今どんな状態なのか、見たままを簡潔に話します。
その他、氏名や年齢、病歴などわかっていることを伝えます。

☎場所はどこですか？

○○市○○町○丁目○番○です。○○○○の隣です。
※目標物なども具体的に伝えます。

☎あなたのお名前と電話番号を教えてください。

○○ ○○です。電話番号は○○-○○○○-○○○○です。

● **携帯電話による119番通報**
（※できるだけ加入電話や公衆電話を利用します）
局番なしで119をダイヤルするだけでかかります。どこの市町村から電話しているのかを最初に伝えて電源を切らないようにします。

## 救急車が着いたら

案内人を出して誘導
→容体の変化や応急手当ての内容を伝える
→持病や治療を受けている病院名、その他必要なことも伝える
→どこの医療機関に運ばれるか聞く
→救急車にだれかが同乗する

# I・1【突然倒れた】

医療職に連絡する

## 対応のポイント

事故や急病で倒れたとき、迅速に対応することで命が救えたり、回復が早くなったりすることがあります。
倒れた人の状態をよく観察し、適切な手当てを救急車が到着するまで行なえば救命率は高くなります。

### ◉手当ての手順

**1** 状況を確認します。

さらに悪い事態にならないか？
そのままにして安全な場所であるか？

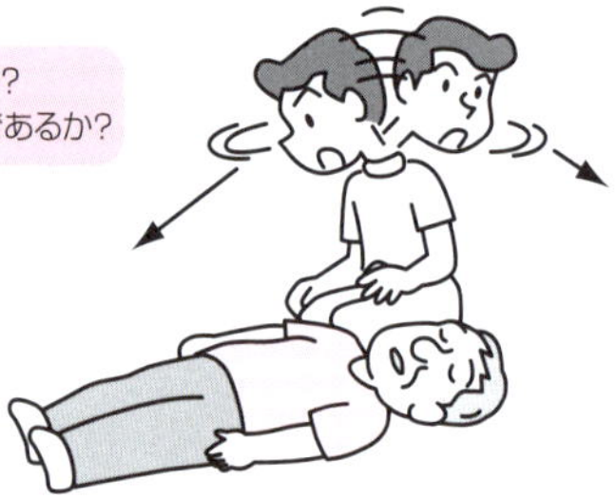

**2** 意識があるかどうかを確認します。

声かけをするときにゆすったり、
強くたたいたりしない。

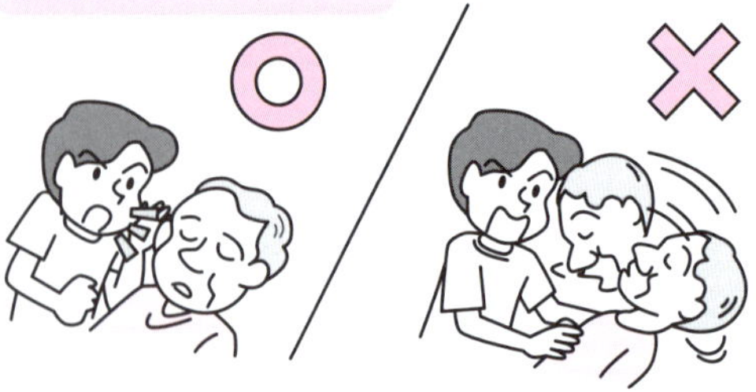

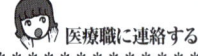

## 3 呼吸をしているかどうか確認します。

横にして中指とひと差し指であごを引き上げ、額を後方にそらせることで気道は確保できる。（気道確保）

鼻や口に顔を近づけて呼吸をしているか、胸部、腹部を見て呼吸しているかどうかを確かめる。

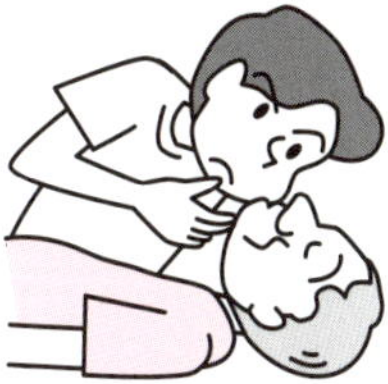

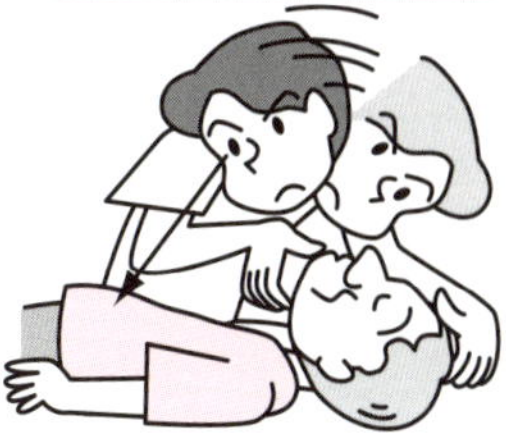

呼吸をしていない場合には「人工呼吸」を行なう。（→**P.114**）

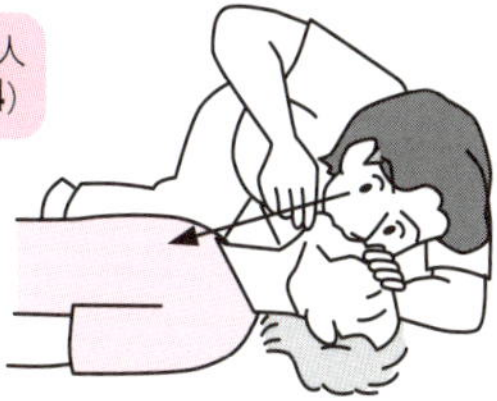

## 4 脈があるかどうか確認します。

脈がない場合は心肺蘇生法（→**P.111**）

## 5 意識があっても救急車を呼んだほうがよいでしょう。

（→「**119番への通報**」**P.11**）

■ 出血がある場合にはすぐに止血を行ないます。（→**P.70**）

横にして傷口を布で押さえ、傷口は心臓より高い位置になるようにする。

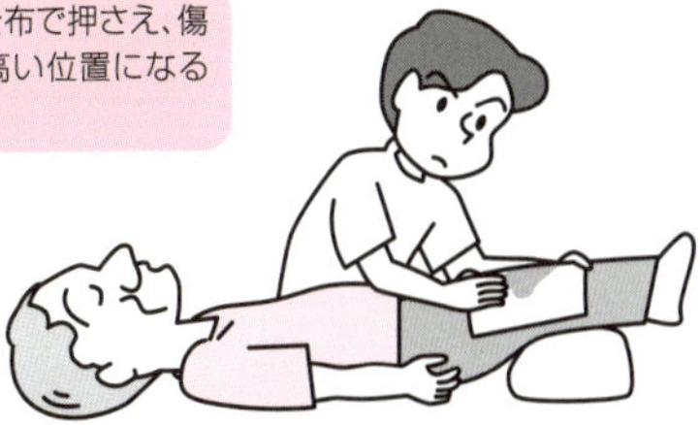

# 【転倒・転落①出血】

医療職に連絡する

＊＊＊＊＊＊＊＊＊＊＊＊＊

## 対応のポイント

転倒の場合は全身をすみずみまで観察し、痛みや腫れ、皮膚の損傷、出血、変形などがないかを調べます。頭や胸、腹を強く打ったときは、脳内出血や内臓出血の可能性もあり、すぐに変調がなくても救急車を呼びます。

手当ての手順

### ● 軽度と判断される場合

1 打撲部分をできるだけ早く冷水や氷で冷やします。

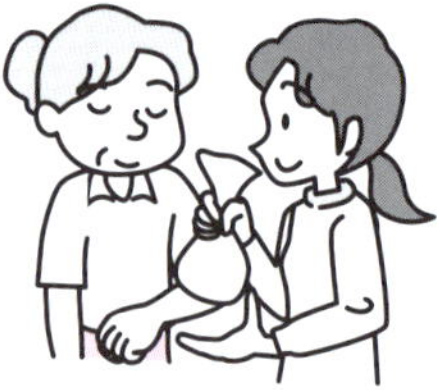

患部を冷やすことは出血や腫れを軽減させる効果がある。

2 皮膚が青くなっている場合は皮下出血ですが骨折していることもあります。（→「**転倒・転落②骨折**」**P.16**）

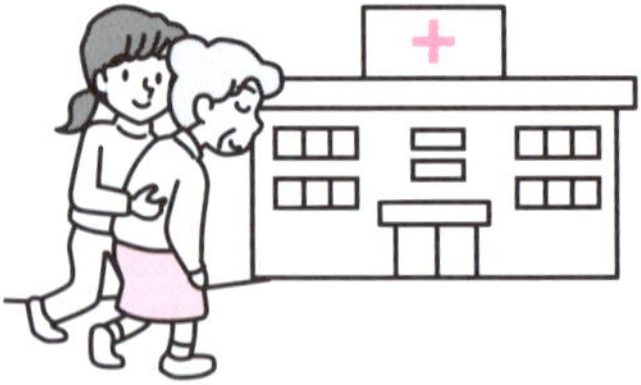

痛みが治らない、ひどくなってきたなどの場合は、骨折や筋肉破損が考えられるため速やかに病院へ。

## 他の症状を伴う場合

**吐き気や意識障害。頭、目、鼻、口、耳などから少しでも出血がある場合はたいへん危険です。**

1 水平に寝かせます。

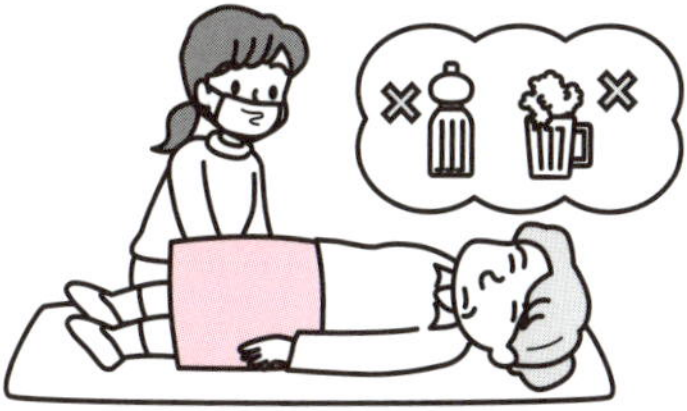

飲み物，特にアルコール類は絶対に与えない。

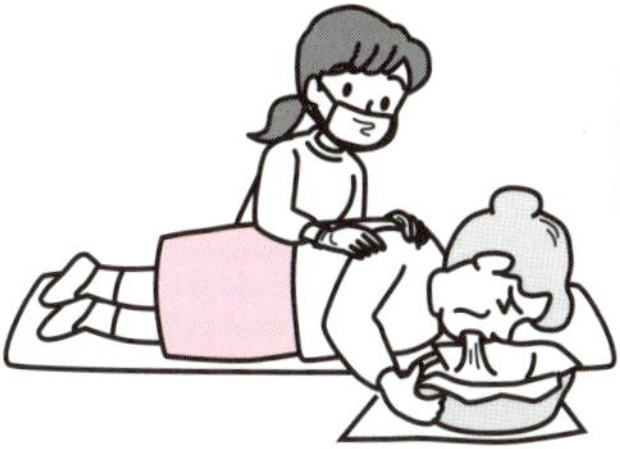

吐く場合は体を横に向けて窒息しないようにする。

2 直後は元気でもしばらくして急に倒れることがあります。呼吸が止まったらすぐ人工呼吸をします。
（→「**人工呼吸**」**P.114**）

3 軽いと思っても内臓損傷の場合もあるので救急車を呼びます。特に、頭部の打撲は、頭骸骨骨折、脳ざ傷の可能性があります。
（→「**119番への通報**」**P.11**）

**ワンポイント**

打撲とは、転倒や物に強くぶつかるなどして起こる、傷口を伴わない軟部組織の損傷をいいます。主な損傷部位は皮下組織と筋肉であるため、全身のあらゆる部位に起こります。

# 【転倒・転落②骨折】

医療職に連絡する

＊＊＊＊＊＊＊＊＊＊＊＊＊

## 対応のポイント

高齢者の骨折の主な原因は転倒です。骨はもろくなっており、わずかな外力で骨折をしてしまうための的確な見守りと判断が求められます。上肢や下肢の骨折が疑われる場合は救急車を呼びましょう。



### ●骨 折

高齢者（特に女性）には骨粗しょう症が多く、思いもよらないささいなことで骨折することがあります。急に足や腕が痛む、歩行不能になるなどの症状が見られた場合は骨折の疑いが濃厚です。

**1** どこが痛いのか聞くなどして骨折の部位を確認します。

・形が変わっている。

・皮膚の色が変わってくる。

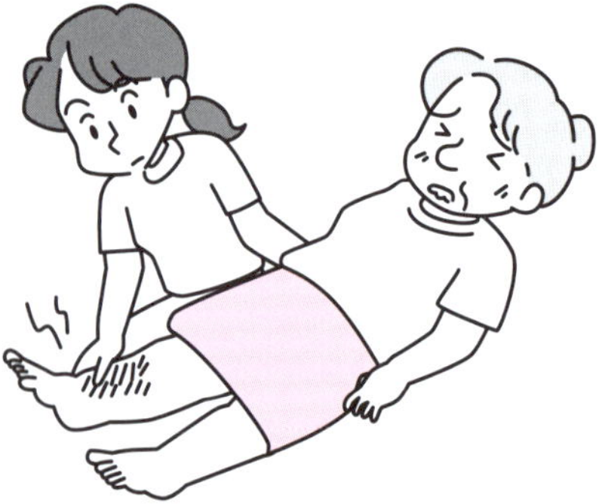

・腫れている。

・動かしたり触れると激しい痛みがある。

・出血がある。

※転倒による骨折や脳内出血によって入院、安静生活が長引き、ADL（日常生活動作）が急に落ちて寝たきり生活になることがしばしばあります。

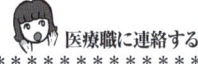

**2** 無理に伸ばさず副木などで固定します。
座ぶとんや段ボールなど身近なものでも代用できます。

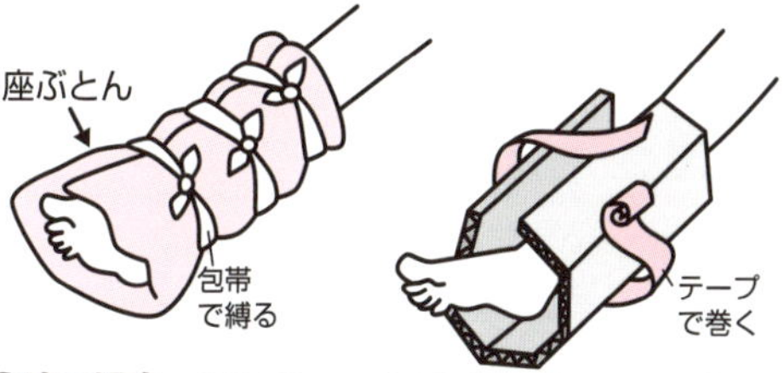


**○腕の場合**　副木を当て、三角巾などで固定し、つり下げる。

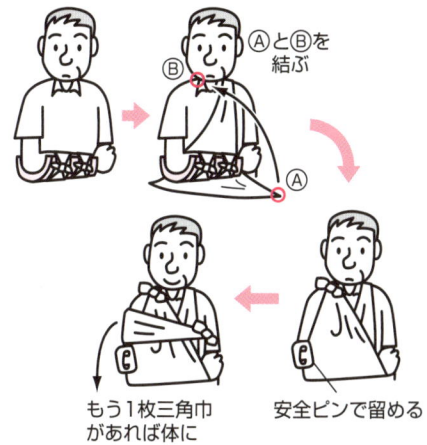

## ◉開放性骨折の手当て

傷口から骨が見えたり突き出たりしている場合は、感染症が起きやすく、水分の損失が起きやすいので、傷口にガーゼなどを当てて上から包帯で巻きます。

※骨折すると激しい痛みと腫れにより一時的にショック状態になる場合もあるので注意が必要です。

# 【転倒・転落③打撲】

医療職に連絡する

## 対応のポイント

転倒・転落はその後の生活を大きく変えてしまう危険があります。出血を伴わないけがの場合の応急処置は、「RICE」が基本となります。

Rest（安静） Icing（冷却） Compression（圧迫） Elevation（挙上）

## 手当ての手順

**1** 安静にして、打撲した部位は無理に動さないようにします。

動かすことで炎症を起こして余計な痛みが生じ、その後の経過にも影響することがある。

**2** 患部やその周囲を冷やします。

痛みが軽くなり、内出血や炎症を抑えることができる。ビニール袋の中に氷を入れて患部に当てる。
冷やしすぎると凍傷になる危険もあるため、タオルに巻いてから冷やすなどの配慮が必要である。

**3** 患部を圧迫して内出血や腫れを防ぎます。

**4** 患部を心臓より上の位置に上げます。

内出血を防ぐことができ、痛みも軽くなります。クッションや枕など身の回りにあるものを用い患部を乗せるとよい。

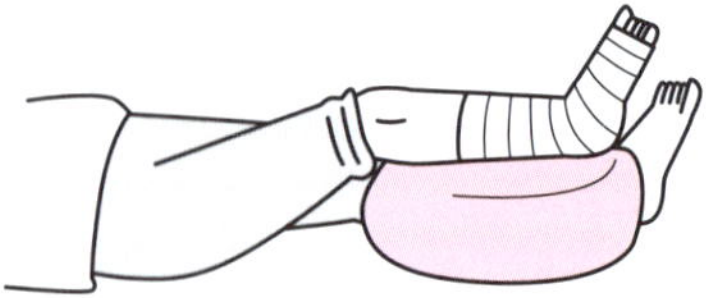

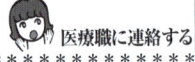

**5** 頭を打った可能性がある場合は安静の状態で救急車を要請します。
1か月ほどして病状が出てくることもあるため（慢性硬膜下血腫）、しばらくは経過に気をつけましょう。

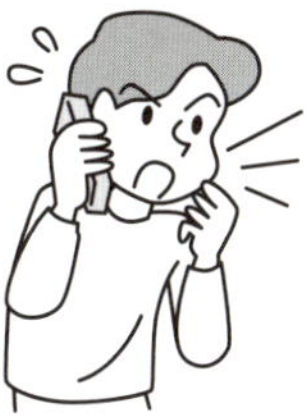

## ◉転倒のリスク要因

| | |
|---|---|
| **内的因子** | ・加齢や筋を使わないことによる移動能力とバランス能力の低下<br>・脳卒中後遺症、パーキンソン病、認知症、視力障害などの特定の病気、てんかん（P.28）<br>・睡眠薬、抗不安薬、多剤の服用などの薬理作用 |
| **外的因子** | 滑りやすい床、段差、つまずきやすい敷物、履物、コード類、不十分な照明など |

**ワンポイント**

頭部の打撲…吐き気や意識障害は重大。横に寝かせて安静にして早く診療を受けます。数時間以上たってから症状が出る場合もあります。

胸部の打撲…直後は元気でもしばらくして急に倒れることがあります。飲み物は与えないで水平に寝かせ、内臓損傷の場合もあるので診療を受けます。

顔面の打撲…処置としては頭部の打撲と同じでよいのですが、口が十分に開かなかったり、歯のかみ合わせがずれていたり、唇がしびれたりした場合は骨折が疑われます。

（→「**転倒・転落②骨折**」**P.16**）

# 【転倒・転落④ねんざ】

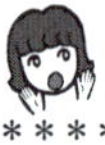

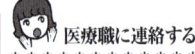

医療職に連絡する
＊＊＊＊＊＊＊＊＊＊＊＊

## 対応のポイント

ねんざが起こる部位は、手足などの骨と骨をつなぐ関節周辺の組織です。体の体重を支える足首によく起こります。すぐにＲＩＣＥ処置（P.18）を取りましょう。

## ◉手当ての手順

**1** 患部を動かさないようにして安静にします。

R（= Rest）：安静

足には松葉杖、腕には三角巾を使うなどして、体重を掛けないよう注意する。

**2** 炎症を抑えて痛みを取ります。

I（= Icing）：冷やす

患部を中心に広めの範囲で氷のうやバケツに入れた氷水などで冷やす。

**3** 患部を圧迫します。

C（=Compression）：圧迫する

圧迫してからスポンジや弾力包帯、テーピングなどで患部を固定する。

**4** 患部を心臓より高い位置に保ちます。

E（=Elevation）：患部を高い位置に保つ

内出血や腫れを防ぐ。痛みがひどい場合は、骨折している可能性もある。

## RICE処置

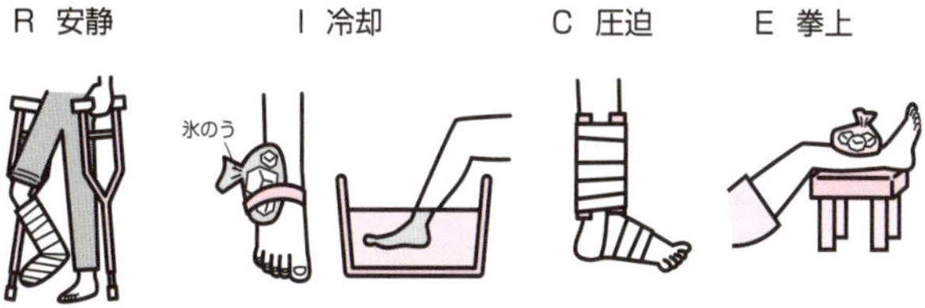


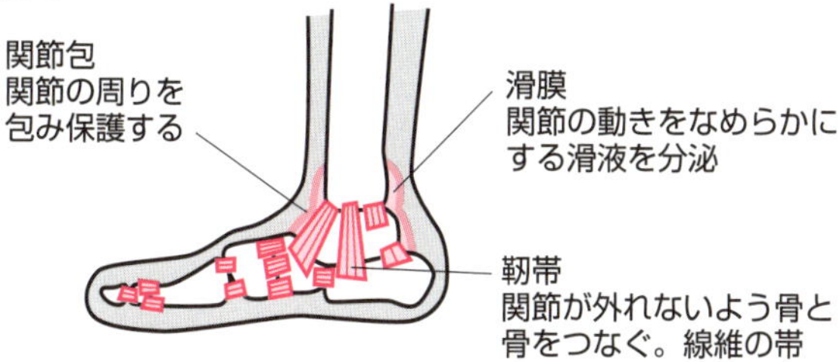


## ねんざの重症度

| | |
|---|---|
| 軽度 | 靭帯は伸びても、断裂してない状態。同じ部位でねんざを繰り返す可能性が高くなる。 |
| 中度 | 靭帯の一部が断裂した状態。腫れや皮下組織の損傷が目だち、痛みのために歩くことが難しくなる。 |
| 重度 | 靭帯が完全に切れた状態。ひどい腫れや皮下出血が見られ、足首は不安定になり、体重を掛けることができなくなる。 |

※数日たっても患部の腫れがひかず痛みが残る場合は、骨折している可能性があります。すぐに診察を受けましょう。

I・6

# 【意識がない】

医療職に連絡する

## 対応のポイント

意識がない（意識障害）場合には、軽度から重度、短時間から長時間までさまざまです。死に直結する可能性があるため、できるだけ早く救急車を呼んで手当てしてもらう必要があります。

## 手当ての手順

1 大声で呼びかけ、手足を刺激して意識の有無を確認します。

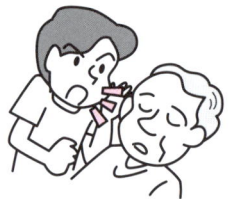

2 呼吸の有無を調べます。

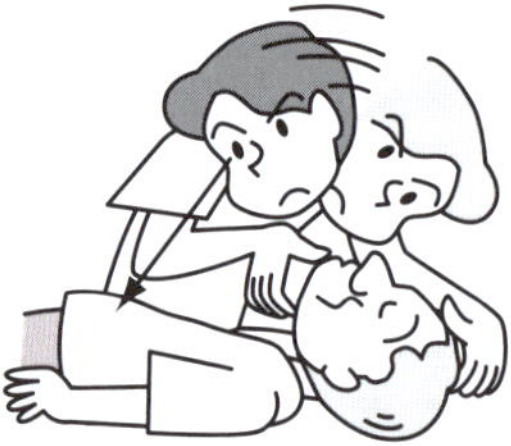

3 衣服を緩めて薄暗い部屋であたたかくして静かに休ませ、救急車を呼びます。(→「119番への通報」P.11)

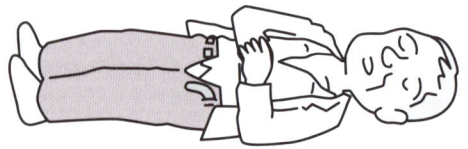

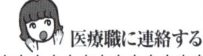

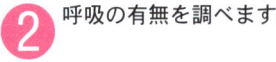

4 呼吸はあるが意識がない場合は、右側を下にして体を横向きにし、左ひじを曲げて右手に重ねて顔を乗せ、頭は反らしてあごを引き上げてのどを伸ばします。

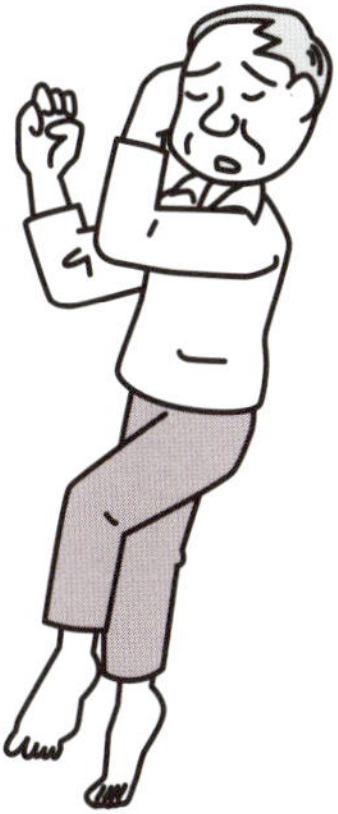

舌がのどをふさいだり、吐いた物がのどに詰まるのを防ぐ。入れ歯は飲み込まないように外す。

5 脈が測定できずまったく反応しない場合は、救急車が到着するまでの間、心肺蘇生法を行ないます。

(→「心肺蘇生法」P.111)

## 疑われる主な病気

**●脳の病気が原因となる場合**

○脳卒中(脳出血・脳梗塞)
○くも膜下出血
○てんかん
○一過性脳虚血発作(TIA)

**●心臓が原因となる場合**

○心筋梗塞
○不整脈
○心臓性喘息(ぜんそく)

**●その他**

○糖尿病性昏睡
○低血糖性昏睡
○肝性昏睡

※頭部外傷でも意識障害を起こします。

## ワンポイント

高齢者は自律神経の調節がうまくいかず、急な立ち上がりや排便、排尿、運動後、咳、嚥下などで意識消失が起きることがよくあります。この場合はしばらく安静にしていると戻ります。

# 【息が苦しい】

医療職に連絡する

## 対応のポイント

呼吸そのものが問題になる場合と心臓の機能の低下など循環器の異常による場合があります。全身状態の把握とバイタルサインの測定をし、いずれも早く対応することが必要です。



**1** いちばん楽な姿勢をとらせて衣服を緩めます。

座ぶとんなどをあて上半身を高くすると、胸部の血液量が減り、その分呼吸がしやすくなるので、呼吸が楽になる（あおむけに寝かせない）。

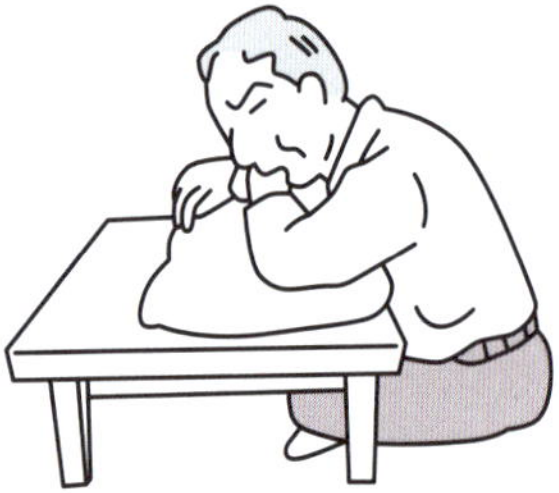

**2** 背中を前に押す感じでさすって深呼吸を促します。

寒くない程度に窓を開けて換気をよくする。口の中に何か入っているなら出させる。

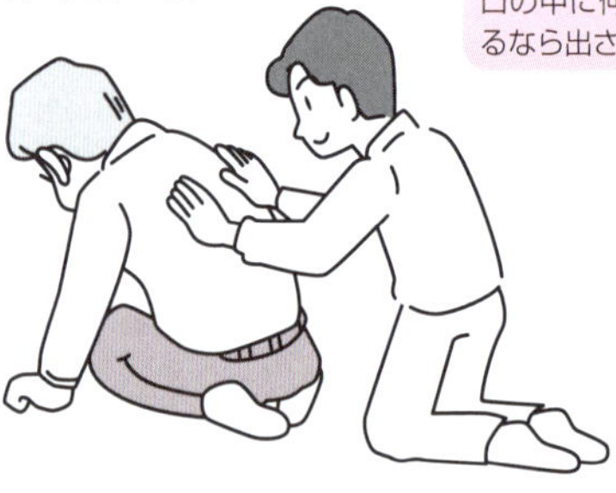

## 3 状態をよく観察し、次のような状態がひとつでもあれば救急車を呼びます。(→「119番への通報」P.11)

| 症 状 | チェック欄 |
|---|---|
| 意識状態がおかしい | |
| 脈が弱くなっている | |
| 痛みを伴なっている | |
| 顔色が青ざめている | |
| 冷や汗をかいている | |
| 唇や手足が紫色になっている | |
| 呼吸回数に変化がある | |
| 手足が冷たくなっている　など | |

※意識がない、心停止、無呼吸、または反応が鈍くなってきたら、心肺蘇生を救急車がくるまで続ける。(→「**心肺蘇生法**」**P.111**)

※息が苦しいという訴えには、動悸、心悸亢進(しんきこうしん)、息切れ、呼吸困難、胸痛などさまざまな症状が含まれている可能性があります。

# 【けいれんを起こした】

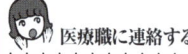

医療職に連絡する

＊＊＊＊＊＊＊＊＊＊＊＊＊

## 対応のポイント

けいれんは、全身または体の一部の筋肉が不随意に急激な収縮を起こした症状です。体温を測る、意識の有無、けいれんの持続時間、眼球の位置、さらに、けいれんが全身性か部分的か、左右差の有無などをよく観察して対応します。

## ◉手当ての手順

**1** 状態をよく観察して、次のような症状がひとつでもあれば、すぐに救急車を呼びます。（→「119番への通報」P.11）

| 症 状 | チェック欄 |
|---|---|
| 5分以上、けいれんが続く | |
| 短時間にけいれんを繰り返す | |
| 発熱がないのにけいれんが続く | |
| 体の片側が強くけいれんしていて意識がない | |
| 白眼をむいたり、眼つきがおかしい | |
| 嘔吐（おうと）を繰り返す | |
| 麻痺（まひ）がある | |
| 治まった後も意識が朦朧（もうろう）としている | |

**2** けがややけどなどをしないように、周囲の危険物を取り除きます。

## 3 衣服を緩め、寝かせます。

部屋をやや暗くする

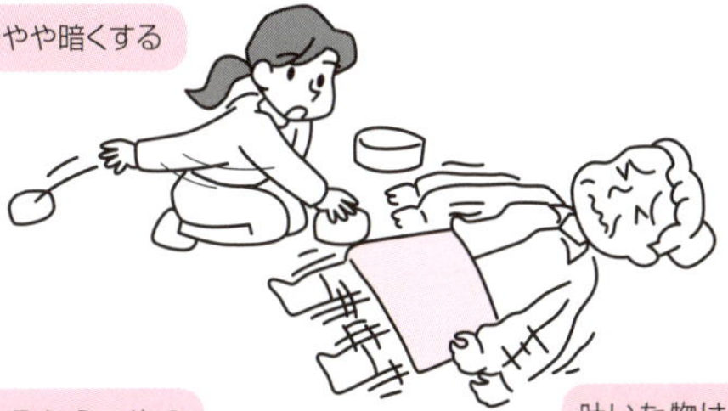

熱があるなら、氷のうや蓄冷（ちくれい）剤などで冷やす。

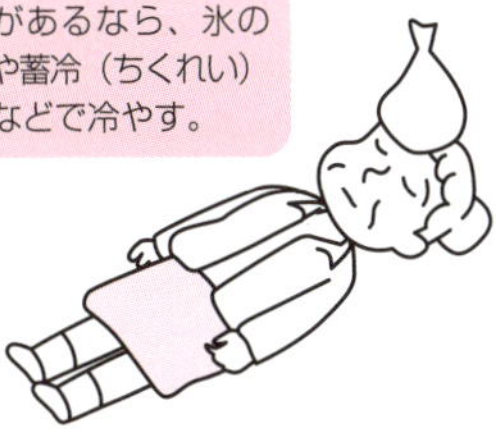

吐いた物は指にガーゼなどを巻いてのどの奥に押し込まないようにかき出す。

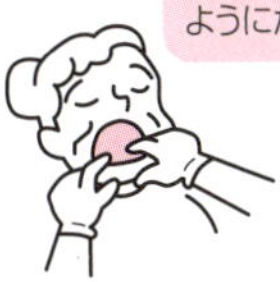

## 4 意識がない、または反応が鈍くなってきたら、心肺蘇生法を救急車がくるまで続けます。（→「**心肺蘇生法**」**P.111**）

呼吸が困難になるので、頭を横に向け気道を確保し、あおむけに寝かせないようにする。

### ! 絶対にしてはいけないこと

- 無理に押さえつけない
- 大声で呼んだり、ゆすったりしない
- 水をかけたりしない
- ハンカチなどをくわえさせない
- 無理に口をこじあけない

### ワンポイント

けいれんにはてんかんや熱性けいれんなどがあり、脳炎・脳症などの感染症や脳腫瘍・脳出血など中枢神経系の病気や全身性の代謝性疾患などでも見られます。

I・9

# 【てんかんの発作】

医療職に連絡する

＊＊＊＊＊＊＊＊＊＊＊＊

## 対応のポイント

てんかんはけいれん発作を慢性的に繰り返し起こすものをいい、突然始まりしぜんに終わるのが特徴で、発作は一般にはほどなく治まります。長時間にわたる場合（てんかん重積状態）には、全身や脳に悪影響を及ぼし命にかかわる場合もあり、すぐに救急車を呼びます。（→「119番への通報」P.11）

## ◉手当ての手順

**1** 気を落ち着かせて冷静になりましょう。

危険な場所（階段など）で倒れた場合は安全な場所に移動させる。

**2** 横にして、周囲の危険物を除きます。

けいれんによって体を打撲しないようにする。

**3** 呼吸しやすいように、服のボタンを外したりベルトを緩めたりします。

けいれんの最中は名前を呼んだり、体を押さえたり揺さぶったりしない。

**4** 発作が起こった時刻を確認し、そのままようすを観察します。

全身にけいれんが起きた場合でも、普通は1分～数分で発作は治まり、その後10～20分以内に意識が回復することが多い。治療は、薬物治療（服薬治療）が主流。

## 5 発作後に寝てしまった場合はそのまま眠らせます。

発作は脳が過剰な反応をしている状態のため、発作後に脳を休ませることで元に戻ることができる。

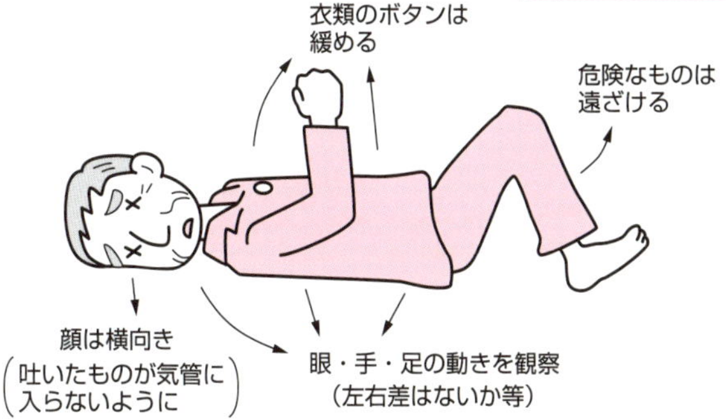
衣類のボタンは緩める
危険なものは遠ざける
顔は横向き
（吐いたものが気管に入らないように）
眼・手・足の動きを観察
（左右差はないか等）

てんかん発作が短い間隔で反復したり、発作が長引く状態をてんかん重積状態といいます。

**ワンポイント**

けいれんはてんかん発作のひとつですが、けいれんを起こさないてんかんもあります。てんかん性けいれんは脳の神経細胞の突発性の過剰興奮に由来します。高齢者のてんかん性発作は脳血管障害（脳梗塞、脳出血、くも膜下出血）や頭部外傷、脳腫瘍などで起きます。

# 【ろれつが回らない】

医療職に連絡する

## 対応のポイント

脳梗塞などの疑いがあり早めに医師に相談します。早期発見できれば大事にいたらずに済みます。手足のしびれや物を落としてしまう症状を伴っている場合は救急車を呼びましょう。

(→「119番への通報」P.11)



1 急いだり緊張したりするとよけいにひどくなるので、落ち着いてゆっくり話すよう促します。

2 何度も聞き返したりせず、想像をはたらかせて聞き取る努力をします。

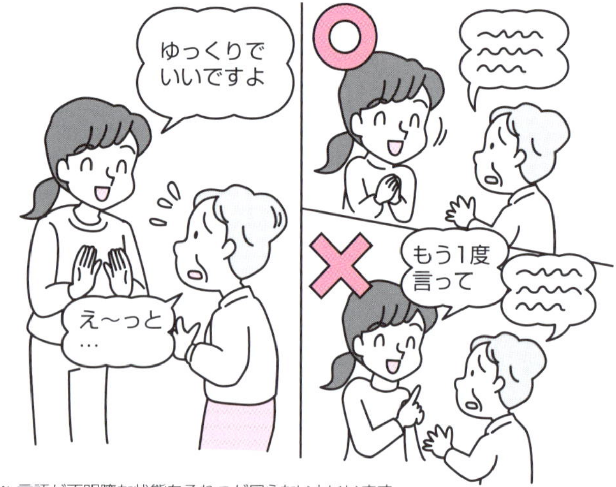

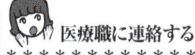


※ 言語が不明瞭な状態をろれつが回らないといいます。

## 予測される主な病気

○非流暢性失語症《ひりゅうちょうせいしつごしょう》
左大脳半球の損傷による。多くの場合には右半身の運動麻痺や感覚障害を伴う。

○運動障害性構音障害《こうおんしょうがい》
舌やのどなどの構音器官の運動障害。発語が不明瞭になる。

○脳卒中（脳梗塞・脳内出血）
軽症から重症までさまざまで特に急性期には急変する場合がある。
高血圧や心不全などの合併症も多い。

**3** 話言葉だけではなく、文字やジェスチャーなどの代替手段を工夫してコミュニケーションを取ります。

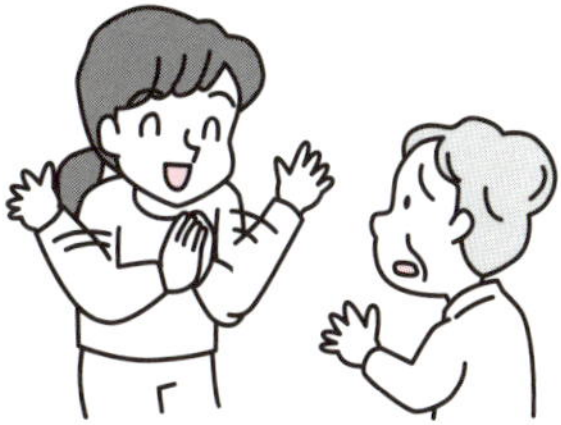

**4** 手足のしびれやまひなど脳梗塞の初期症状の可能性があれば、救急車を呼びます。（→「**119番への通報**」**P.11**）

ろれつが回らなかったり、手足のしびれがあったり、物を落としてしまったりする場合は、脳梗塞の初期症状が考えられる。

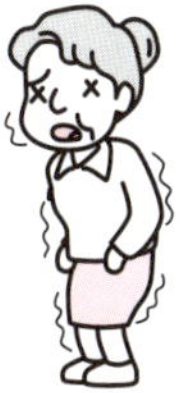

### ワンポイント

高齢者の場合は脳梗塞や脳出血によって起きることが多く、パーキンソン病や筋萎縮性側索硬化症(そくさくこうかしょう)などの神経疾患によることもあります。また、舌そのものの異常が感じられるときには舌腫瘍などが疑われます。大量の飲酒、薬物中毒で起こることもあります。

# 【血圧の急変】

医療職に連絡する

## 対応のポイント

まず楽な姿勢で安静にして意識障害や吐き気、まひの有無、胸痛や息苦しさの有無などを観察し、どのような状態で血圧が変化したか、医師に報告し、緊急の場合、すぐに救急車を呼びます。

## 手当ての手順

1 血圧がふだんより急に高くなったり、低くなったりした場合は、まず安静にします。

寒冷刺激は血圧を上昇させるので寒さで血圧が上昇しているときは体を温かくする。急激に血圧を上げたり下げたりするのは望ましくない。

2 意識障害や吐き気、まひ、胸痛、息苦しさ、冷汗、顔色が悪いなどの症状がある場合、医師に連絡して救急車を呼びます。

3 高血圧性緊急症の場合（急な血圧の上昇）（**P.33**）の場合は医師に相談し、救急車を呼びます。（→「**119番への通報**」**P.11**）

4 ほかに症状がなく、しばらくたっても血圧が高い状態が続く場合は医師に相談して、降圧薬の調節をしてもらいます。
（180mmHg/100mmHg以上のとき）

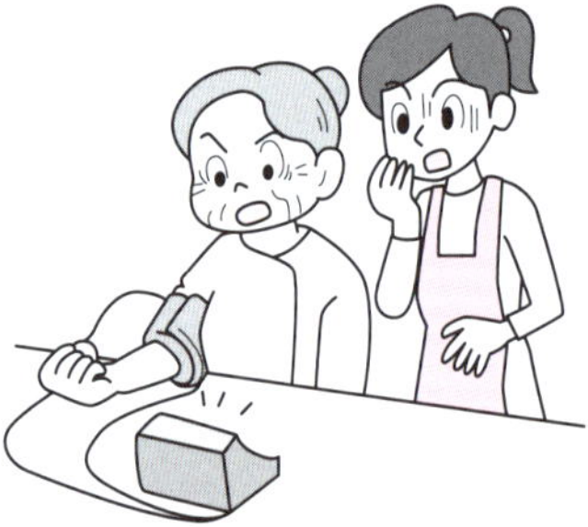

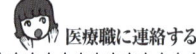

すぐに降圧しないと脳、心臓、腎臓、大動脈などに重大な障害が起こる。

## 留意点

急な血圧の変動は脳卒中や転倒による頭部打撲、心筋梗塞、多量出血（外傷、内出血）などで起こり大変危険です。すぐに救急車を呼ぶ必要があります。一方、高齢者は加齢により、自律神経の調節が不安定になっており、環境温度や、姿勢の変化、食事、排尿、排便などで血圧の変動が起きやすく、急な血圧低下で意識障害、意識喪失をしばしば起こします。そのような場合はしばらく安静にしていると回復しますのであまり心配はありません。緊急性があるかどうかは、起きたときの状況やほかの症状を観察して医師に報告し、指示を受けましょう。

### 急な血圧の上昇（高血圧性危機）

高血圧性脳症
頭蓋内出血
急性肺水腫
解離性大動脈瘤
腎疾患（急性糸球体腎炎）など

### 急な血圧の低下

| | |
|---|---|
| ショック状態 | 大変危険な状態<br>血圧の低下とともに微弱な頻脈、皮膚温の低下、冷汗、意識低下、顔面蒼白、表在静脈の虚脱などが見られる。 |
| 迷走神経調節不全 | しばらく安静にしていると回復<br>長時間の立位、高温多湿、排尿、排便、食後などに起きる。 |
| 起立性低血圧（たちくらみ） | しばらく安静にしていると回復<br>急に臥位から立位になったときに起きる。 |

**ワンポイント**

低血圧症は、一般に収縮期血圧が100mmHg未満をいうことが多く、まったく症状がない場合から、立ちくらみやめまい、失神、全身倦怠感などの症状を伴う例までさまざまです。ショックや急性の循環不全を表す症状が認められる場合には、早急に救急車を呼びます。

I・12

# 【めまい】

医療職に連絡する

## 対応のポイント

一過性の低血圧による失神性めまい（起立性低血圧：立ちくらみ）などは心配ありませんが、浮動性めまい（体が宙に浮く感じ）や回転性めまい（周囲が回る）には命にかかわるものがあり危険です。本人からの聞き取りと的確な判断が求められます。

## 手当ての手順

**1** 快適な室温の部屋に寝かせて安静状態にします。

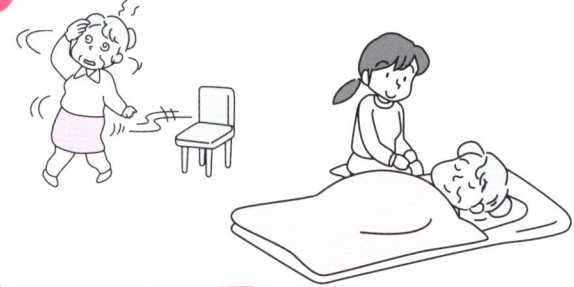

## 予測される主な病気

めまいの原因のほとんどは、耳の奥にある内耳及び前庭神経の機能の低下（末梢性めまい）か小脳・脳幹の障害によるもの（中枢性めまい）です。

○脳梗塞
○脳出血
○脳腫瘍
○メニエール病
○前庭神経炎
○突発性難聴
○中耳炎
○良性発作性頭位めまい症など

2 どのような状態か観察、確認します。

| 症 状 | チェック欄 |
|---|---|
| 意識状態はどうか。 | |
| 立ち上がれないほどのめまいか。 | |
| 嘔吐はしていないか。 | |
| 耳が聞こえにくかったり耳鳴りがしたりしていないか。 | |
| 立ち上がったときに急に起きたか。 | |
| 薬（高血圧の薬・利尿剤・睡眠導入薬・抗うつ薬など）を飲んでいないか。 | |
| 10分ほどたっても症状が改善しないか。 | |

※ めまいは運動覚や位置覚の異常を訴えるものです。

3 緊急性かどうかの判断をします。
起立性めまいや薬の効果が強すぎた場合などは緊急性が低く、安静状態を保ってようすを見ます。

4 嘔吐や嚥下障害、物が二重に見える（複視）、麻痺、ろれつが回らないなどの症状が伴う場合は、生命にかかわる疾患の可能性がありますので救急車を呼びます。
（→「**119番への通報**」**P.11**）

# 【頭が痛い】

医療職に連絡する

## 対応のポイント

頭痛は、その性質や強さ、持続時間、誘因、合併する症状などは多岐にわたります。痛みを抑えればよい頭痛と生命の危険につながる頭痛（特に突発的な激痛は緊急性が高い）との違いを見極めることが大切です。

## ◉手当ての手順

1. 医師に連絡して指示を仰ぎます。
2. 状態をよく観察し、次のような状態がひとつでもあれば救急車を呼びます。（→「119番への通報」P.11）

| 症状 | チェック欄 |
|---|---|
| 激しい頭痛を訴える | |
| 意識がおかしい | |
| 吐き気・嘔吐 | |
| 麻痺（まひ）・けいれん | |
| 呼吸の乱れ | |
| 目の痛みやぼやけ | |
| 行動異常 | |
| 歩行障害 | |
| 失禁　など | |

## 予測される主な病気

○脳内出血
○髄膜炎
○急性緑内障
○頭蓋内血腫
○くも膜下出血

※ 頭蓋内動脈の拡張により起こる頭痛を脳血管性頭痛といいます。

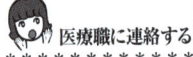

## 3 いちばん楽な姿勢を取らせて衣服を緩めます。

頭を動かさないようにして安静を保つ。

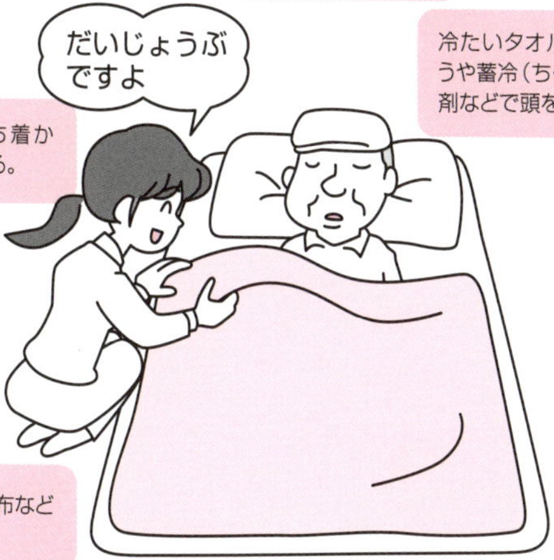


冷たいタオル、氷のうや蓄冷（ちくれい）剤などで頭を冷やす。

励まして落ち着かせ、安心させる。

寒がるなら毛布などで保温する。

口の中に何か入っているなら出させる。

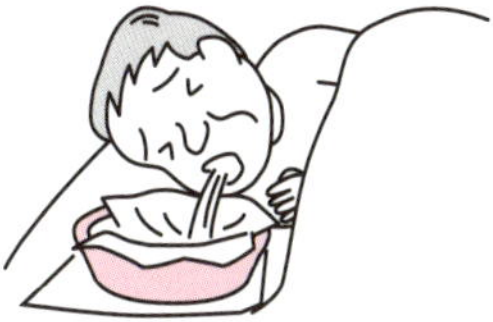

飲み物や食べ物は与えない。

## 4 意識がない、あるいは脈がなく反応が鈍くなってきたら、心肺蘇生法を救急車がくるまで続けます。

（→「**心肺蘇生法**」**P.111**）

# 【しびれがある】

医療職に連絡する

## 対応のポイント

しびれというのは、感覚神経（触覚など）の障害で生じる異常感覚や鈍麻ですが、原因がわかれば対応も行ないやすくなります。脳、脊髄および末梢神経の障害によって生じるものは緊急を要します。

## ◉手当ての手順

1 衣服を緩めて楽な姿勢にし、ようすを見ます。

※手足を長く圧迫して血流が悪くなって起こるしびれは血流を回復させると治ります。

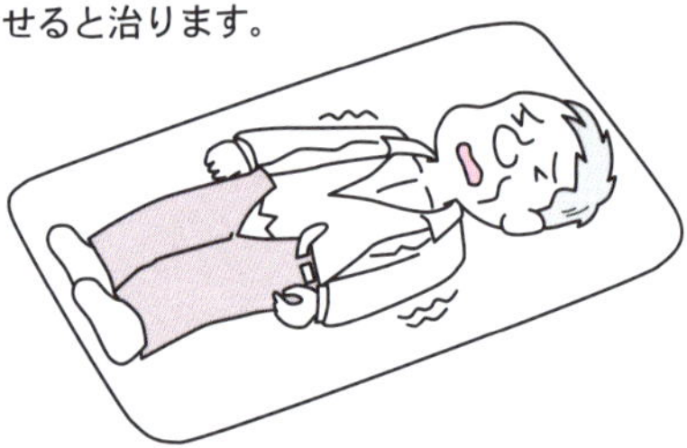

2 軽度の場合はしびれる手足に触れて落ち着かせ、医師の診察を受けます。

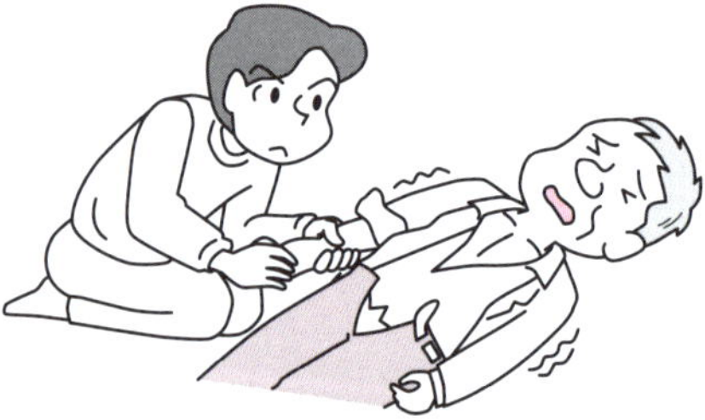

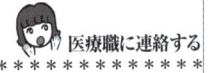

## 予測される主な病気

○脳卒中
主に片側手足のしびれがある。

○変形性脊椎症
麻痺や頭痛などを伴う。

○動脈硬化・動脈血栓
手足や顔が青白くなり、うずくような痛みがある。

○手根管症候群
手指にしびれがあり、手首を使ったときや夜間に悪化する。

○糖尿病
神経障害により手足がしびれる。

**3** 半身のしびれや、頭痛や吐き気、意識の異常を伴う場合などには安静を保ち、救急車を呼びます。
（→「119番への通報」P.11）

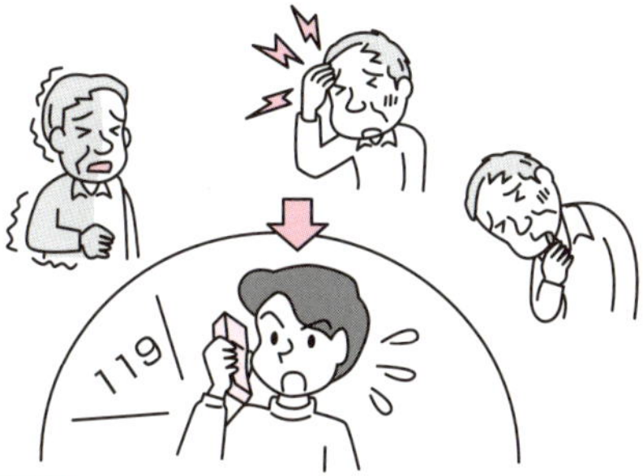


### ワンポイント

しびれの原因を特定するには、血液検査や神経の精密検査が必要になる場合があります。しびれは感覚神経障害（触覚・圧覚・振動覚など）、末梢の感覚神経障害（まひ・振戦・筋けいれんなど）で生じます。特に顔面のしびれは、脳血管障害や悪性腫瘍の可能性が高く精密検査が必要です。

# 【胸が痛い】

医療職に連絡する

## 対応のポイント

胸痛は緊急処置を要する場合が多く、全身状態の把握とバイタルサインの測定をします。胸痛の強さや頻度と病気の軽重とは必ずしも相関しないので的確な判断が必要です。

## ◉手当ての手順

**1** 意識の有無を調べ観察します。

意識、バイタルサインなど慌てず状態を把握する。

| 症 状 | チェック欄 |
| --- | --- |
| 冷や汗は出ていないか | |
| 痛みが広がったりしていないか | |
| 呼吸困難を伴っていないか | |
| 胸が締めつけられる痛みか | |

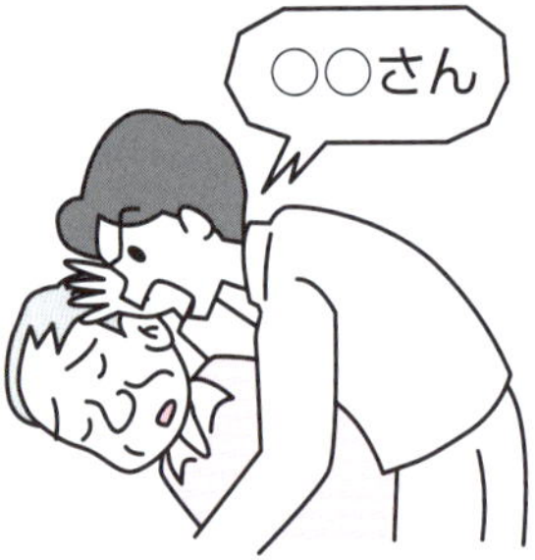


**2** 意識があるなら衣服をゆるめて楽な姿勢をとらせ、座位または半座位にして、座ぶとんや枕などをあてがうと楽になります。

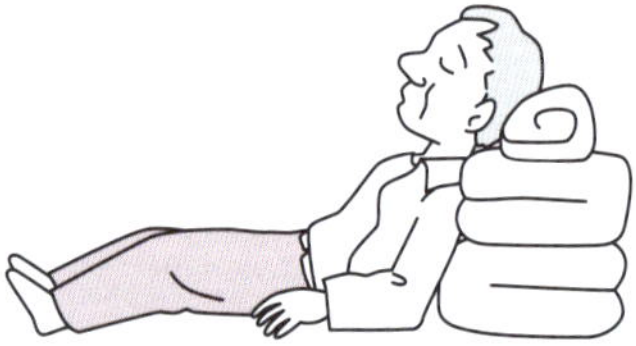

## 予測される主な病気

○狭心症
胸が締めつけられるような痛みが数秒～数分持続する。寒冷・興奮・運動・食後に起きやすい。

○急性心筋梗塞
激しい胸痛が30分以上持続する。呼吸困難や意識障害。冷や汗、吐き気、嘔吐なども伴う。

○肺血栓塞栓症・肺梗塞症
呼吸困難、呼吸の回数が多い、血たん、発熱、発汗がある。

○細菌性肺炎・肺化膿症
発熱、せき、膿性のたん、呼吸困難、意識障害。

○胸膜炎・膿胸
呼吸やせきで増悪する胸痛。発熱、呼吸困難、鋭い痛み。発熱や胸水があることもある。

○肋間神経痛
呼吸運動に伴って痛みが変化する。深い呼吸運動をすると痛みが強くなる。

○急性すい炎
激しい左の上腹部痛～左背部痛、胸痛、吐き気・嘔吐、発熱を伴う。

### 3 不安がらないように落ち着かせましょう。

口の中の物は出させ、吐きたいなら吐かせて薄い塩水か水でうがいをさせる。
寒がるなら毛布などで保温する。

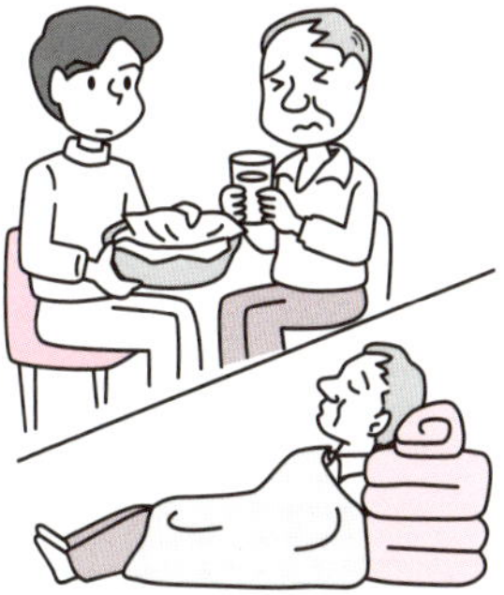

### 4 長く持続するようなら救急車を呼びます。

(→「119番への通報」P.11)

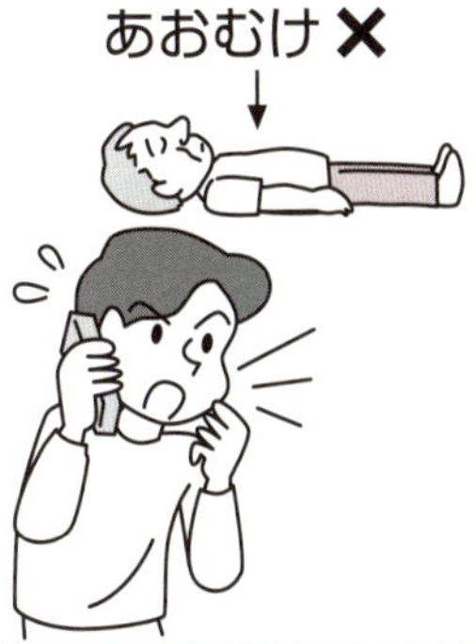


意識がない場合や反応が鈍くなってきたら、心肺蘇生法を救急車がくるまで続ける。
(→「心肺蘇生法」P.111)

# 【熱が出た】

医療職に連絡する

## 対応のポイント

高齢者の発熱は、感染症の場合でも肺炎に進行していたり、尿路感染症であったりということがよく見られます。ふだんから体温に注意を払い、顔色や動作にも気を配る必要があります。

## 手当ての手順

1 急に高熱が出たときには、まず全身の状態を見ます。

体温調節がうまくいかずに熱が上がることは高齢者の場合にはよくある。

2 快適な室温の部屋に寝かせ、かけ物や衣類を薄くし、冷やします。

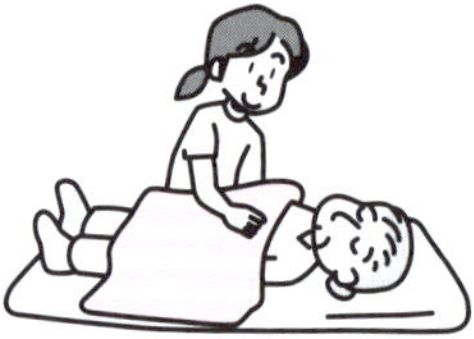

3 ぐったりしている、嘔吐して食事がとれない、腹痛がある、呼吸が苦しそうといったときには、すぐ救急車を呼びます。（→「119番への通報」P.11）

せきやむせることがあれば、気管支炎か肺炎、トイレが近いようならば膀胱炎（ぼうこうえん）が考えられる。

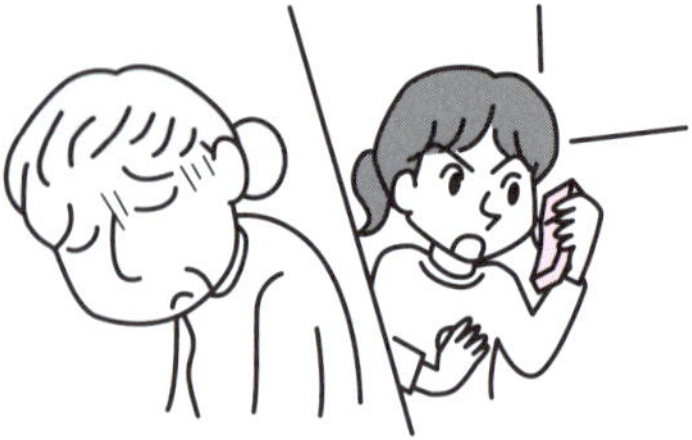

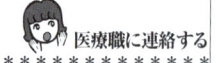

## 高い熱が出た

39〜40℃の高熱であれば、何らかの変化が体に起こっていると想定できます。
ほかに症状がないかを確認し、寒気がなければ、わきの下の付け根を冷やします。

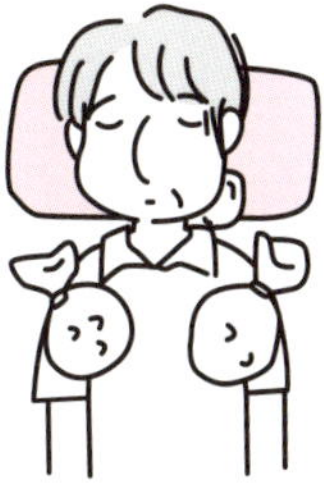

## 発熱を伴う症状

いつ、どんな症状とともに発熱したかという点に注意して観察します。
のどの痛み、鼻汁、せき、排尿痛、腰痛、腹痛、下痢、頭痛、意識障害、関節痛などが発熱とともに現れやすい症状です。

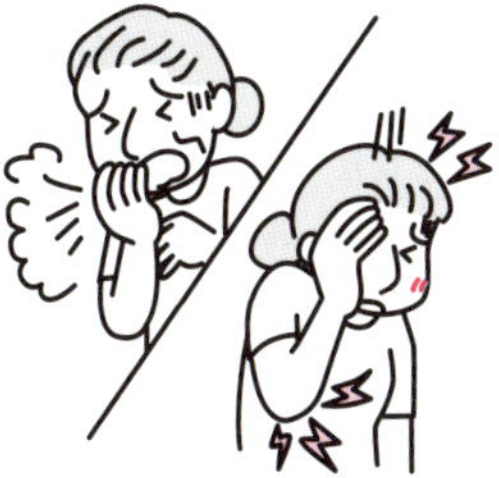

## 発熱の原因となる病気

- ○細菌・ウイルス感染によるかぜ
- ○インフルエンザ
- ○肺炎
- ○肺結核
- ○悪性腫瘍
- ○膠原病
- ○脳脊髄膜炎
- ○腎盂腎炎
- ○膀胱炎
- ○胆石症・胆嚢炎
- ○急性腸炎
- ○食中毒など

※原因のわからない発熱を原因不明熱といいます。

体温は朝低く、夕方には0.6℃ほど高くなる日内変動があります。
発熱は同じ体温であれば朝のほうが高熱です。
また、齢を重ねると体温は下がってきます。
50歳以下の平均が36.89±0.34℃なのに対し、
高齢者では36.66±0.42℃。
高齢者の体温は50歳以下より0.2℃以上低くなっています。

# 【おなかが痛い】

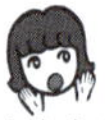

医療職に連絡する
＊＊＊＊＊＊＊＊＊＊＊＊＊

## 対応のポイント

原因を把握することが難しい症状です。
腹部には10種類以上の臓器が納まっており、痛みが起こる部分と実際の原因部分が一致しなかったり、自覚症状にも個人差があったりするため対応には注意が必要です。

## ◉手当ての手順

**1** 状態をよく観察し、次のような症状がひとつでもあればすぐに救急車を呼びます。（→「119番への通報」P.11）

| 症 状 | チェック欄 |
|---|---|
| 激しい痛みが続く、短時間でぶり返す | |
| 発熱がある | |
| 便秘や下痢状態が続く | |
| 吐いても痛みが治まらない | |
| おなかがふくれ上がる、板のように堅くなる | |
| 血便があり、右下腹部にしこりがある | |
| 腟（ちつ）から出血している（女性） | |
| 全身状態が悪化する（ショック症状）<br>→顔面蒼白（そうはく）、冷や汗、めまい、<br>失神、息切れ、意識朦朧（もうろう） | |

## 2 ひざを立ててあお向けに寝かせます。痛みが治まるまでしばらく安静にします。

低い枕をし、ひざ下に座ぶとんをあてがうと楽になる。

吐くことがあるため、顔を横に向けておき、窒息を防ぐ。

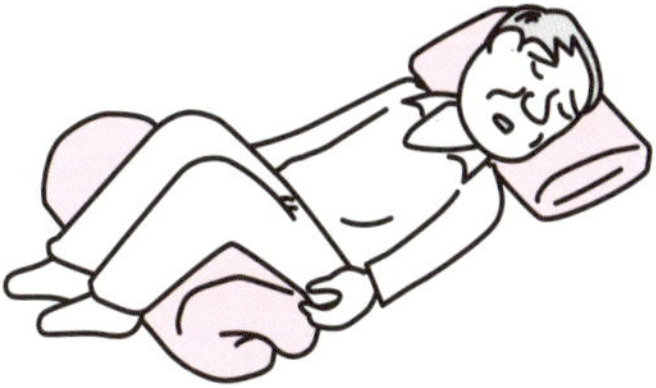

吐きたいなら吐かせ、薄い塩水か水でうがいさせる。

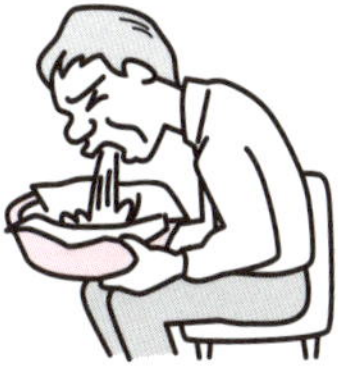

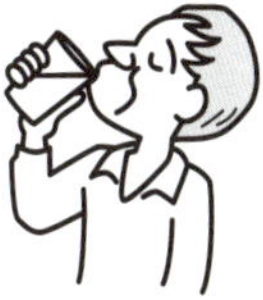

おなかを温めないようにする。

### ワンポイント

緊急性を要する急激な腹痛の主な症状を「急性腹症」と呼びます。原因としては臓器の破裂・穿孔、急性腹腔大量出血（腹部大動脈瘤、脾・肝・膵・腎破裂など）、臓器の血行障害、臓器の炎症、緊急手術が必要なものと症状によって手術を必要とする単純性イレウス、急性膵炎、急性胆管・胆嚢炎、限局性腹膜炎、腹腔内出血などがあります。

## ●腹痛の起こり方と種類

腹痛の起こる仕組みとしては4つの起こり方があります。

○内臓痛

胃、腸、胆管、尿管などのけいれん・拡張や肝臓、脾臓など実質臓器の腫脹による被膜の伸展が原因の痛み。痛みは場所がはっきりせず鈍く、周期性で多くは腹部の中心線上に起こる。強い場合は、吐き気、嘔吐、冷汗、顔面蒼白などの症状を伴う。

胃、十二指腸潰瘍、急性・慢性胃炎、胃癌、大腸癌、胆のう炎、尿管結石など

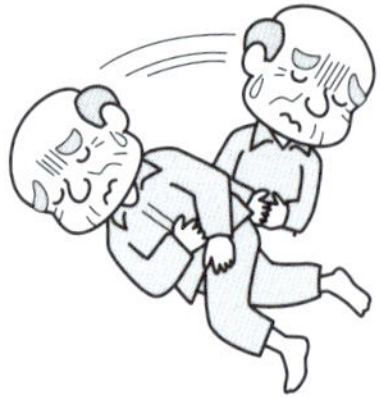

○体性痛

腹膜や腸間膜（胃腸などを覆っている腹膜）などの刺激による痛み。持続的な（ずっと痛い）突き刺すような痛み。体位変換や体動によって痛みが強くなる。痛い場所がはっきりしている。内臓痛に比べて重篤。

胃・腸の穿孔、急性虫垂炎、絞扼性イレウス（腸間膜を巻き込んで腸が捻れて腐る）、臓器の破裂（肝、脾）、急性膵炎、急性胆のう炎など。

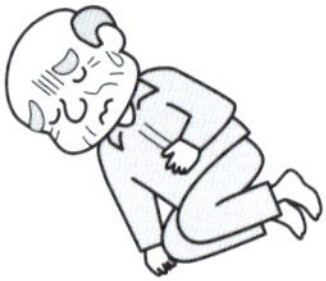

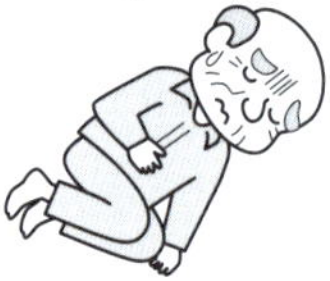

○関連痛

内臓痛が強くなると、脊髄のレベルで痛みの刺激がほかの神経（脳脊髄神経）にもれるため、特定の健常な皮膚に痛みや圧痛、知覚過敏が起きるのが関連痛。原因部位から遠く離れているものを放散痛と呼ぶ。

胆石発作では右肩、膵炎では左背中が痛くなる。

○心因性腹痛

精神的なものが原因で起こる腹痛で神経症やヒステリーによる。

## ●痛む部分の病気例

高齢者は痛みに対する感じ方が弱く、重症でも腹痛をあまり訴えない場合があります。見守りによる早期発見、早期治療が重要になります。

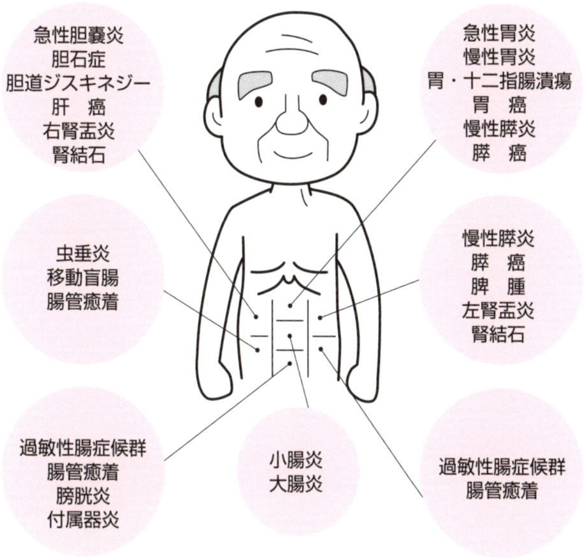

# 【誤嚥】

医療職に連絡する

## 対応のポイント

誤嚥(ごえん)は飲食物などが誤って気管に入ってしまうことです。呼吸道の閉塞により窒息が起こることがあります。飲み込む力が弱かったり、飲み込む神経の働きが悪かったりすると起こりやすいのでふだんから注意が必要です。

## ◉手当ての手順

1. 反応があって声が出せずにうなずくだけであれば、窒息と判断してすぐ行動に移します。

2. 上体を起こして前かがみにし、横を向かせて口の中に指を入れ、強くせきをさせます。

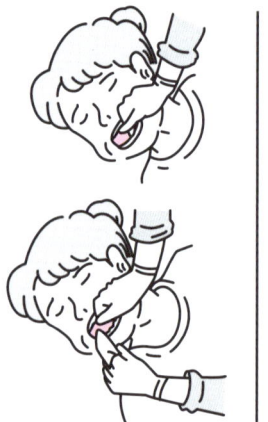

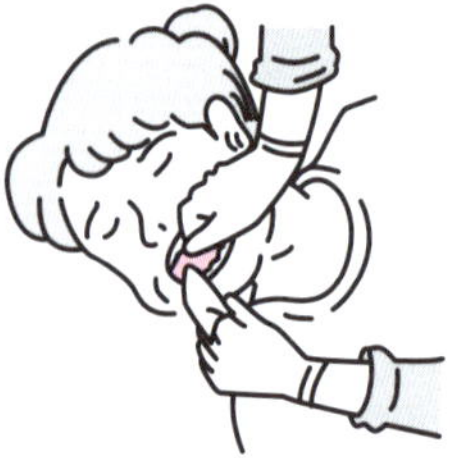

せきが出ないときは、
肩甲骨間を手根部で
強く3〜4回たたく。

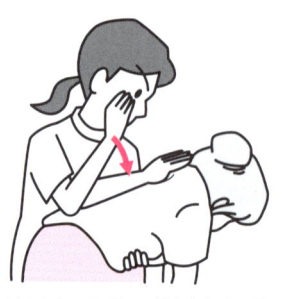

※むせたときも同様に前かがみの姿勢を取ってせきをしてもらい、背中をさすって落ち着かせる。

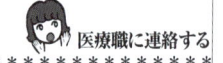

3 異物が出なければ後ろから両手で上腹部を押さえて抱え上げ、片手で握りこぶしを作って親指側を心窩部（みぞおち）に当てます。その上をもう片方の手で握り、すばやく手前上方に向かって圧迫するように突き上げます。（ハイムリック法）

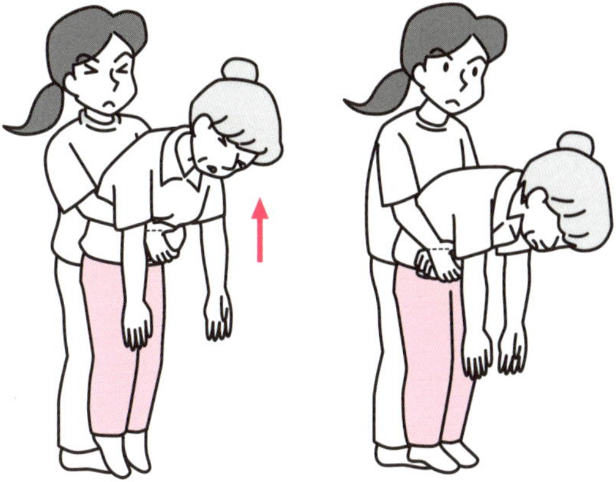

※心肺蘇生を行なっている途中で、口の中に異物が見えた場合は取り除く。

## ● 反応（意識）がない場合は

反応がない場合、あるいは応急手当て中にぐったりして反応がなくなった場合は、救急車を要請し、すぐ心肺蘇生を行ないます。

（→「**心肺蘇生法**」**P.111**）

**ワンポイント**

高齢者の多くは唾液の分泌が十分でないため、食物はなるべく細かくし、よくかみ一気に飲み込まないようにふだんからゆっくり食べるように注意することが大切です。

## 誤嚥を起こしやすい嚥下障害とは

飲み込む力は老化によって衰え、食事中にむせたり、咳込んでむせたりして、誤嚥を起こしやすくなります。誤嚥は嚥下障害が原因で起きますが、摂食・嚥下障害の主な原因は脳卒中です。そのほかの原因となる疾患も高齢者に多く見られるものです。内服薬も嚥下機能に影響を与えるものがあります。

〈嚥下障害が起きると〉

嚥下障害が起きると食べ物をとりにくくなり、無理に食べると誤嚥による窒息や誤嚥性肺炎を引き起こす危険があります。また、脱水や低栄養になったりします。日ごろから、口を清潔にするための口腔ケアや食物の形態の工夫（嚥下食）、誤嚥予防のリハビリ（口の周り、ほお、舌の運動）などで誤嚥を予防することが大切です。

〈嚥下と誤嚥のしくみ〉

何らかの原因で嚥下（飲み込む動作）に不ぐあいが生じ、食物が気道へ流入して誤嚥を起こす。

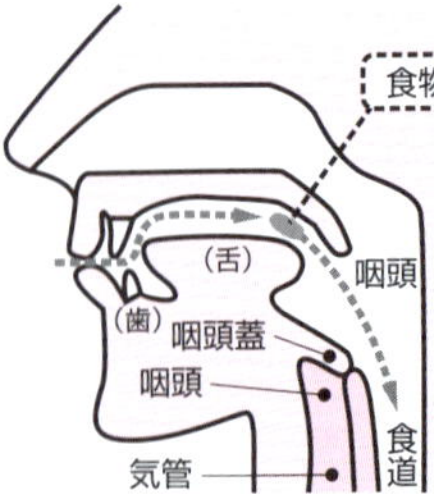


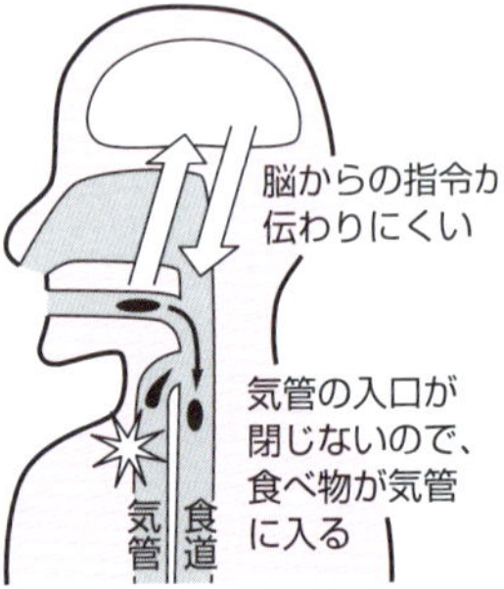

## 誤嚥予防の口の運動

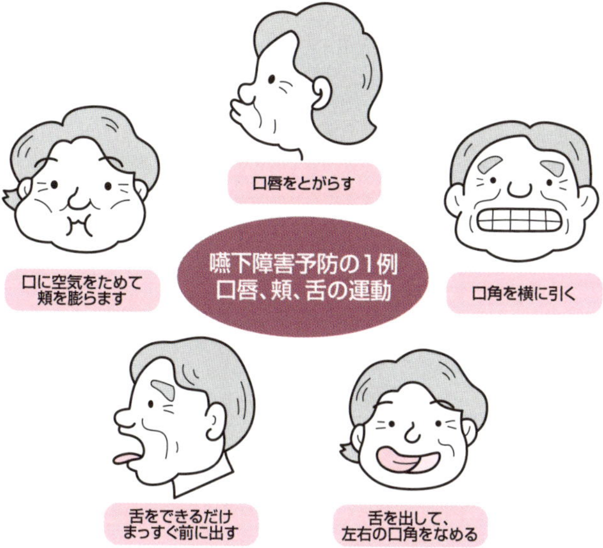
口唇をとがらす
口に空気をためて
頬を膨らます
嚥下障害予防の1例
口唇、頬、舌の運動
口角を横に引く
舌をできるだけ
まっすぐ前に出す
舌を出して、
左右の口角をなめる

〈嚥下機能に悪影響を与える薬剤〉

トランキライザー（抗精神病薬、抗うつ薬、抗不安薬）/制吐薬・消化性潰瘍薬/抗コリン薬/ステロイド/筋弛緩薬/抗がん剤/抗てんかん薬・抗ヒスタミン薬/利尿薬・交感神経抑制薬・抗不整脈薬／睡眠薬

# 【誤飲】

医療職に連絡する

## 対応のポイント

勘違いや間違いによる高齢者の誤飲による中毒事故が増えています。認知症による異食行動などにより、飲み込んだ物によって吐かせる場合と、吐かせないほうがよい場合があるので注意が必要です。



**1** 横にして安静にさせ、何を飲んだか、びんや空き箱などから原因物質の確認をします。

残っている量から判断する。

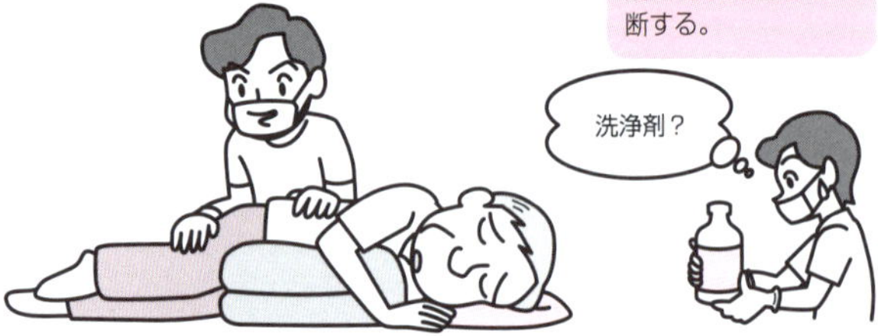


※ふだんから危険なものは手の届かない所に置きましょう。

※特に認知症の方は異食行為でいろいろな物を口に入れる傾向があります。

**中毒110番・電話サービス（365日）**

■つくば中毒110番（9時～21時対応）
029-852-9999

■大阪中毒110番（24時間対応）
072-727-2499

化学物質（タバコ、家庭用品など）、医薬品、動植物の毒などによって起こる急性中毒について、実際に事故が発生している場合に限定し情報提供。

## 2 水や牛乳を飲ませて吐かせます。飲んだ物次第で医師に連絡して指示を仰ぎます。

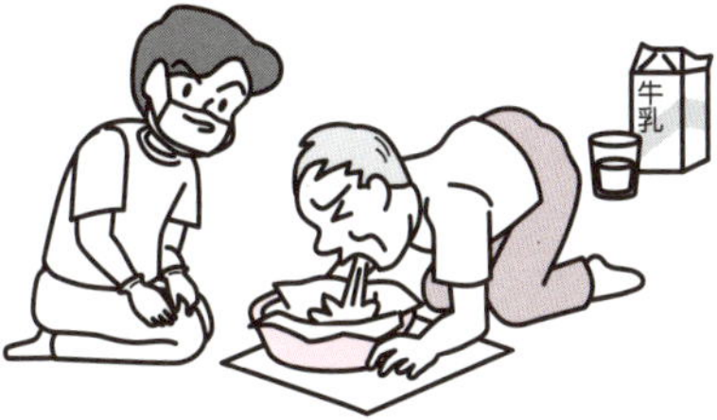


種類によっては症状を悪化させてしまうことがあり、飲ませる前に専門家の指示を待つ。

## 3 意識がないとき、痙攣（けいれん）を起こしているときは救急車を呼びます。（→「**119番への通報**」**P.11**）

原因物質を持参し、摂取量、経路、経過時間、症状や嘔吐の有無を伝える。

### 種類によって注意すること

- □タバコは水を飲むとニコチンの吸収を促進するため飲ませない。
- □消毒薬の場合は無理に吐かせず、牛乳や卵白を飲ませる。（胃壁を保護して毒物の働きを弱める）
- □樟脳（しょうのう）などの防虫剤、石油、有機溶剤の場合は、牛乳は毒物の吸収を高めるため飲ませない。
- □石油製品や有機溶剤を含む製品は気管へ吸い込むと肺炎を起こす。（吐かせない）
- □有毒なガスを吸収したときは、新鮮な空気の場所に移動して安静にする。
- □ボタン電池など強酸や強アルカリを含む製品は、食道の粘膜にやけどを起こす。（→「**119番への通報**」**P.11**）

**＜中毒事故になる主な原因物質＞**

医薬品、消毒薬、化粧品、タバコ、洗剤、洗浄剤（入れ歯用など）、漂白剤、浴用剤、家庭用殺虫剤、園芸植物用品など。

I・20

# 【嘔吐した】

医療職に連絡する

## 対応のポイント

嘔吐（おうと）は、主に急性胃潰瘍や胃炎など上部消化器官系疾患や腸閉塞、脳疾患、食中毒などにより起こります。嘔吐を何度も繰り返したり、激しい嘔吐があれば救急車を呼びます。吐いた物はすぐにかたづけ口腔内もきれいにしておきます。

## 手当ての手順

1 背中をさすって、吐きたいだけ吐かせます。

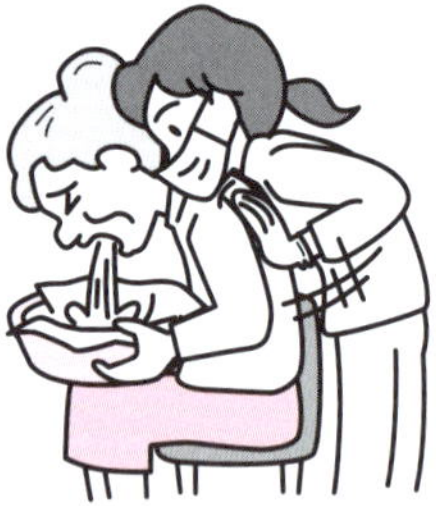

水や薄い塩水を飲ませると吐くのが楽になる。

吐いた物が周囲にあると吐き気を誘うため手早くかたづける。

2 衣服を緩め、顔を横向きにして寝かせます。

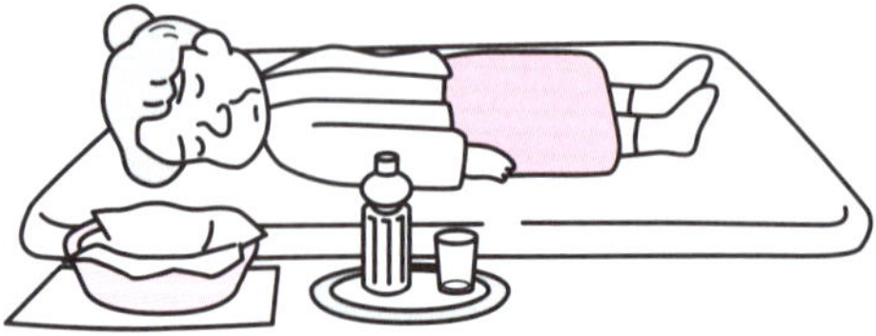

再び吐く場合に備えて洗面器などを用意しておく。

嘔吐で水分が失われることがあるため落ち着けば水分補給をする。

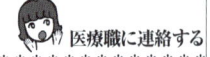

**3** **嘔吐が治まれば症状を尋ね、次のような症状がひとつでもあれば、すぐに救急車を呼びます。**

(→「**119番への通報**」**P.11**)

| 症状 | チェック欄 |
|---|---|
| 嘔吐が止まらない | |
| 頭痛、めまいがある | |
| 麻痺がある | |
| 胸が痛い | |
| 激しい腹痛が続く | |
| 呼吸の状態がおかしい | |
| 意識状態がおかしい | |

※腸閉塞やくも膜下出血のときも嘔吐が起こります。

## 留意点

※救急隊には症状のほかに、吐いた物は取っておき、吐いた物が食材の形を残していたか胃液かを正確に伝えます。

※意識がない、または反応が鈍くなってきたら、心肺蘇生法を、救急車がくるまで続けます。
(→「**心肺蘇生法**」**P.111**)

※食中毒が疑われる場合は吐物の処理に気をつけます。(「**食中毒**」**P.57**)

※消化管の異常や中枢性(脳圧亢進などによる)、内耳性、心因性などさまざまな要因が考えられます。

※嘔吐だけでなく、ほかの症状(痛み・不快感・おなかの張り・便秘など)にも注意します。

I・21

# 【食中毒】

医療職に連絡する

## 対応のポイント

一般的には急性の胃腸障害（嘔吐、腹痛、下痢などの症状）を起こします。下痢や嘔吐の場合はしっかり水分補給をし安静にして、医師に連絡を取りましょう。

## 手当ての手順

1. 吐き気が続くようなら、吐いた物で窒息しないように横向きに寝かせます。

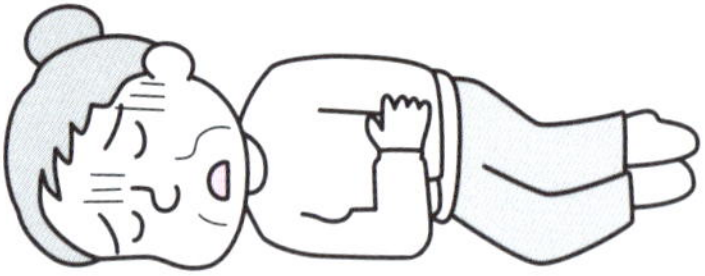

素人判断で胃腸薬や下痢止めを飲ませないこと。不適切な服薬は症状をかえって悪くすることがある。

2. 安静に保ちます。

食欲があればおかゆなど消化のよいものから少しずつ与える。

3. 水分を十分にとってもらいます。

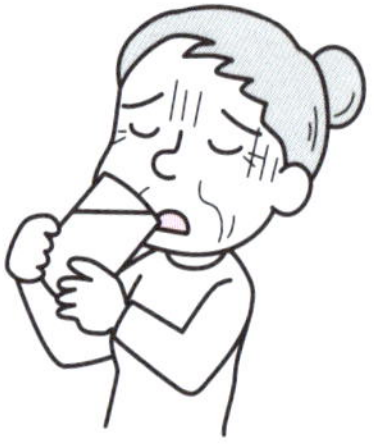

※最寄りの保健所に連絡し、原因だと思われる食品や空の容器、包装紙なども残っていれば捨てずに保管しておきましょう。

**4** 症状が改善されない場合は医師の診察を受けます。

> いつごろ調子が悪くなったか、どんな症状か、食べた物、便のようす、いっしょに食事をした人のようすなどを伝える。嘔吐物や便があれば取っておき、医師に見せる。

**5** 汚物の処理に気をつけます。嘔吐物・便は密封、衣類やシーツなどは消毒をする。

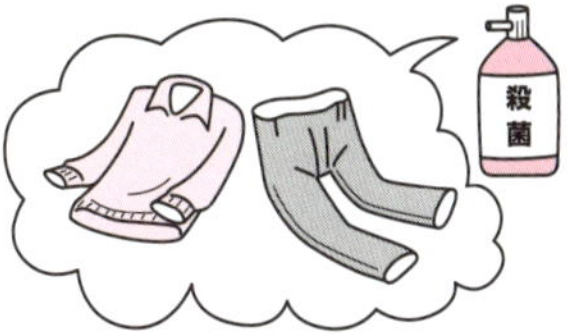


## 食中毒を起こす主な細菌・ウイルス

高齢者は体の抵抗力が弱くなっており、持病のある方もいることから、少量の菌でも食中毒になりやすく、症状も重くなりがちです。食中毒を起こす細菌やウイルスには、さまざまな特徴（熱に強い、乾燥に強いなど）があり、中毒の症状や症状が出るまでの時間も異なります。

○腸炎ビブリオ
○サルモネラ菌
○病原性大腸菌（O157など）
○カンピロバクター
○黄色ブドウ球菌
○ノロウイルスなど

## 食中毒予防の3原則

菌をつけない

菌を増やさない

菌を殺す

※夏にはサルモネラ菌やO157、冬にはノロウイルスなど季節によって流行する病原菌やウイルスは異なります。

# 【熱中症】

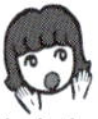

医療職に連絡する

## 対応のポイント

熱中症は一般的に発症から20分以内の手当てで救命できるといわれています。意識障害などを伴う熱中症は迅速な医療処置が生死を左右しますので、ただちに救急車を要請します。

## 手当ての手順

**1** 熱中症になった環境を把握し、意識の有無や程度の確認、バイタルサイン、顔色、体温、手足の温度などを観察します。

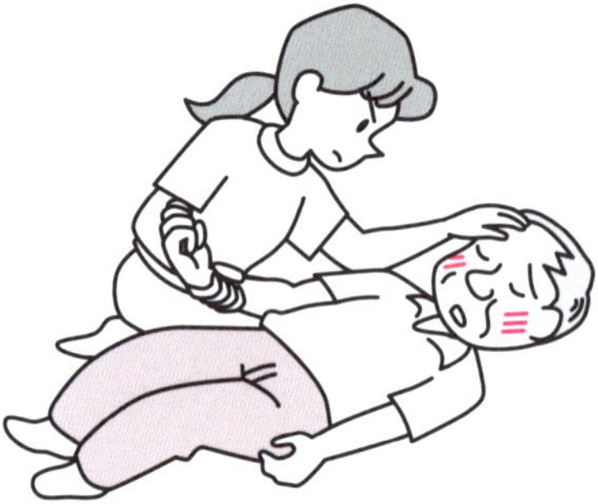

| | |
|---|---|
| I度<br>（軽症度） | 大量の発汗<br>めまい<br>失神<br>（立ちくらみ）<br>こむらがえり |
| II度<br>（中等度） | 頭痛<br>気分不快<br>吐き気<br>嘔吐<br>だるさ |
| III度<br>（重症度） | 意識低下･消失<br>けいれん<br>高体温<br>手足の運動障害 |

**2** 意識がない、応答が鈍い、言動がおかしいなどの場合は救急車を呼びます。（→「**119番への通報**」**P.11**）

さらに気道の確保、呼吸と脈拍の確認をし、心肺蘇生法を行ないます。（→「**心肺蘇生法**」**P.111**）

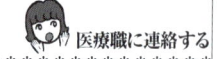

**3** 意識がある場合は涼しい場所へ運び、バイタルサインをチェックし、衣服を緩めて安静にさせます。

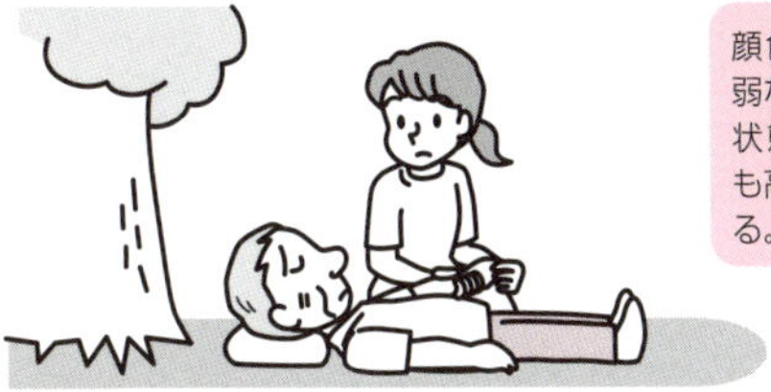

顔色が青白く脈が微弱な場合は、寝かせた状態で足を心臓よりも高くなるようにあげる。

**4** 症状に応じて首筋や脇を冷やし、水分補給を行ないます。

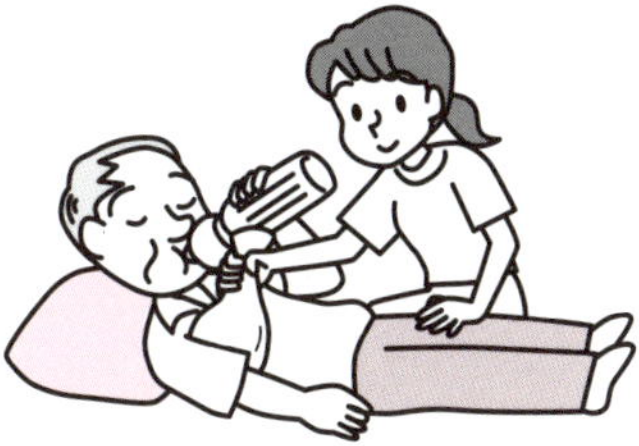

## 冷却のポイント

・氷で直接は冷やさない。
・人間は低温側に対して強いのでやりすぎを恐れず、意識が回復して寒いと訴えるまでは続ける。
・震えを起こさせないよう同時にマッサージをする。

## じょうずな水分補給

発汗で塩分やミネラルが失われるため、麦茶やスポーツドリンクなどでこまめに少量ずつ水分を補給する。
起床時・朝食後・10時・12時・15時・17時・夕食後・就寝前に各200ccの水分（おおよそ大きなコップ1杯）を補給する。

## ●高齢者と熱中症

高齢者はどうして熱中症になりやすいのでしょう。

○体内水分量の変化

老化による発汗と血液循環の低下があり体温調節がうまく働かない。高齢者の体内組成は若年者と比べ、筋肉量の減少、脂肪量の増加により、体内水分量が減少しているため脱水のリスクが高い。

○暑さに対する抵抗力

発汗の始まりが遅れ発汗が減少する。運動後の皮膚血流量の低下が大きく、放熱作用が弱くなる。のどの渇きを強く感じないため水分不足になる。

高齢者は日常生活の中でも熱中症にかかることがあります。

### 高齢者の注意点

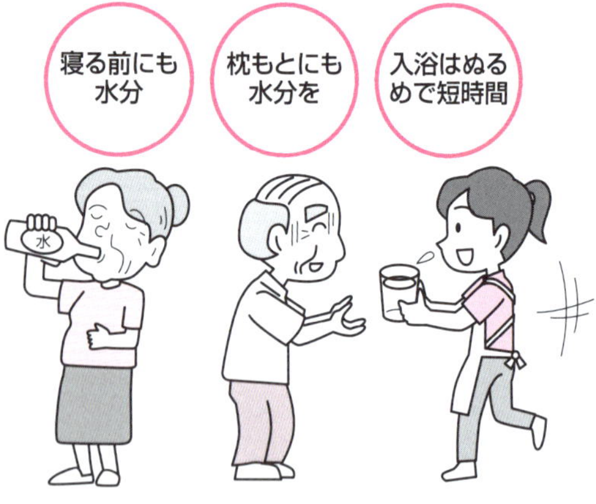
寝る前にも水分
枕もとにも水分を
入浴はぬるめで短時間
水

体力のない高齢者は熱中症を発症しやすく、自覚症状が少ないため気づいたときには重症の場合もあります。

### 起こしやすい環境

◎急に暑くなった ◎気温が高い ◎湿度が高い（室内でも起こる） ◎日ざしが強い ◎風が吹かない ◎運動中

## 高齢者における熱中症の特徴

| | |
|---|---|
| 皮膚の温度感受性が鈍化する | 高齢者は皮膚の温度感受性が鈍くなり、暑さを自覚しにくくることで体温調節が遅れがちになります。その遅れが体に熱をため熱中症の発生へとつながります。 |
| 暑さに対する耐性が低下する | 脳が暑いと判断すると自律性体温調節として皮膚血流量や発汗量が増加します。高齢者はそれらの増加が遅れ、熱を放散する能力が低下し体に熱がたまりやすくなり、深部体温がより上昇します。 |
| 脱水状態になりやすい | 高齢になると体内水分量が減少して脱水状態に陥りやすくなります。また、脱水が進んでいてものどの渇きが起こりにくくなります。脳の脱水を察知する能力が低下するために生じていると考えられます。早め早めに水分を補給する必要があります。 |

暑いと感じにくくなる

発汗・皮膚血流量の増加が遅れる

発汗量・皮膚血流量が低下する

のどの渇きを感じにくくなる

# 【吐血】

医療職に連絡する

## 対応のポイント

高齢者では胃潰瘍や食道静脈瘤からの出血の頻度が高く、大量出血でショックを起こしやすく、命にかかわることも少なくありません。血を吐いた場合にはすぐに救急車を要請します。

※血液が血管内から外へ出ることを出血といい、体内で出血することを内出血といいます。

## 手当ての手順

**1** 大量の出血をした場合はただちに救急車を呼び、衣服を緩め、顔を横向きにして静かに寝かせます。
（→「119番への通報」P.11）

再び吐くことに備え、洗面器を用意しておく。

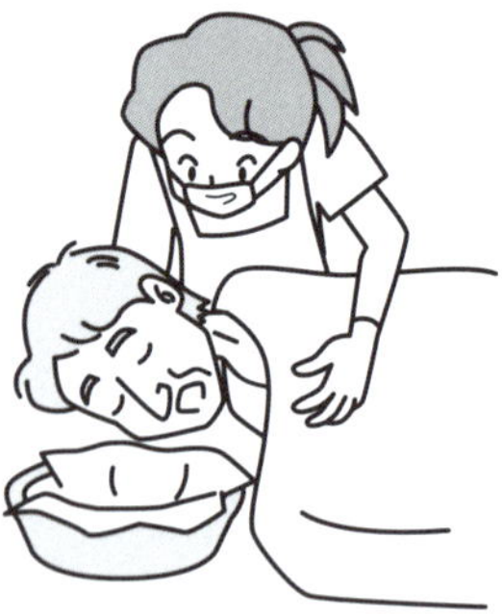

**2** 背中をさすりながら、たまっている血を吐き出させます。

せきをさせて吐き出させると呼吸が楽になる。

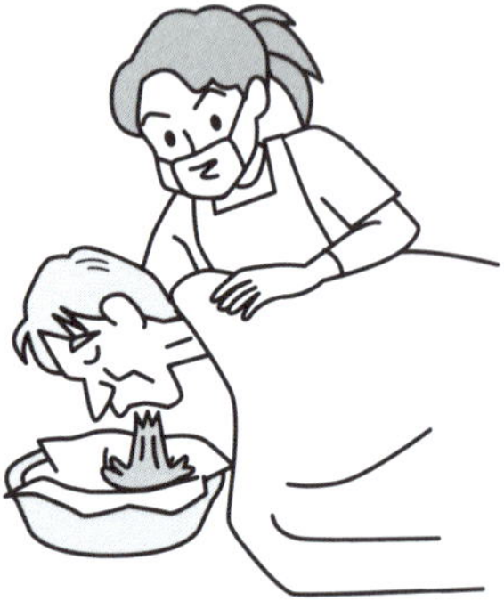

**3** 吐き終えたら薄い塩水か水でうがいをさせ、吐いた血を飲み込まないように呼吸を整えさせます。

**4** 毛布などで保温し、のどが渇くようなら氷の小片をガーゼに包んで口に含ませます。

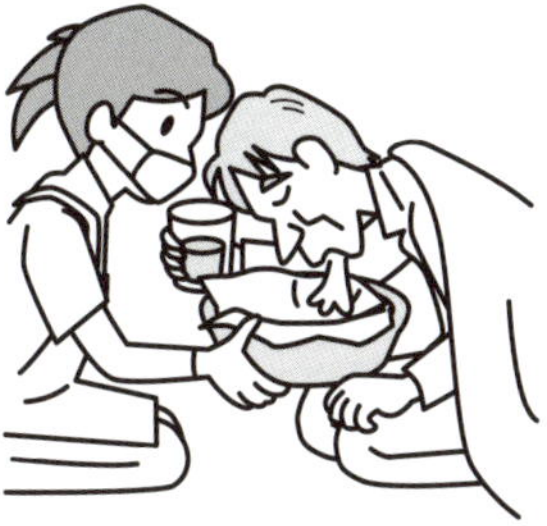

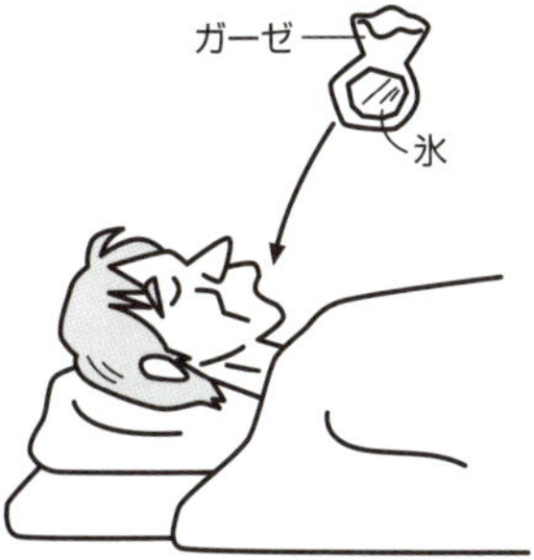


**5** 意識がなくなったり、反応が鈍くなってきたら、心肺蘇生法をして救急車がくるまで続けます。(→「**心肺蘇生法**」**P.111**)

**ワンポイント**

口の中に残っている吐物で窒息を起こさないか、出血性ショックが見られないかに特に注意します。出血性ショックの徴候には蒼白、虚脱、冷や汗、呼吸促迫(呼吸回数の増加)、脈拍触知不能(脈拍が弱く測れない)がよく知られており、気をつけて観察して救急車を待ちます。

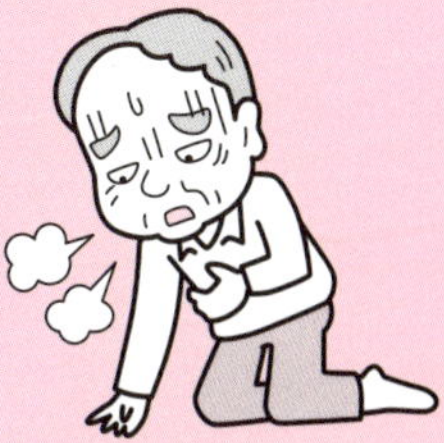

# 【喀血】

医療職に連絡する

## 対応のポイント

多く血を吐いても窒息がなければ生命に危険が及ぶという例は少なく、落ち着いて処置を行ない、救急車を呼びます。血圧・脈拍・呼吸回数・服薬などを把握しておきましょう。

## 手当ての手順

1 吐いた血液が気道を閉塞しないよう、顔を横に向けます。

2 左右どちらかの肺から出血したかを見分け、出血している側の肺を下にして横に寝かせます。

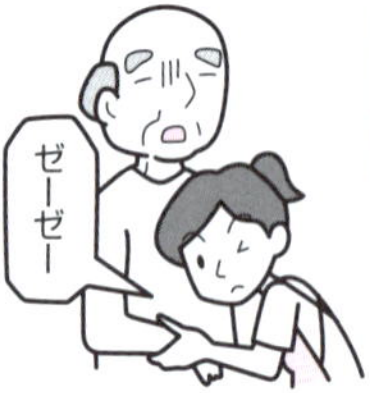


胸に耳をあてゼーゼーという音が強いほうから出血している。

3 吐いた血を飲み込ませないようにし､呼吸を整えさせます。
呼吸が整えばせきも少なくなる。

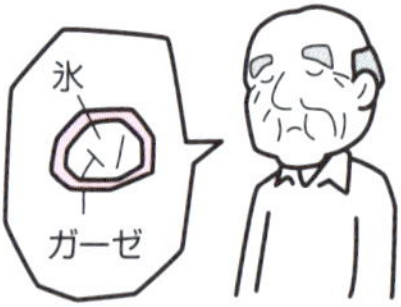


のどが渇くときは、氷の小片をガーゼに包んで口に含ませる。

4 医師の往診を依頼するか、救急車を呼びます。
(→「119番への通報」P.11)

## ◉吐血と喀血の違い

血を吐いたとき、それが吐血なのか喀血なのかの判断が大切です。吐血と喀血では、吐くときの状態や血液の性状などに違いがあります。

**吐血**…胃潰瘍、十二指腸潰瘍、胃がん、胃炎、食道炎、食道静脈瘤の破裂などによる出血です。

**喀血**…肺がん、肺結核、気管支拡張症、胸部強打による肺挫傷などによる気管支や肺からの出血です。

| | 吐血 | 喀血 |
|---|---|---|
| 原因 | 上部消化管系疾患 | 呼吸器系疾患 |
| 色 | 暗赤色、<br>コーヒーのような色 | 鮮紅色 |
| 性状 | 泡を含まない | 泡を含む |
| 食物のかす | 含むことが多い | 含まない |
| 体温 | 正常 | 上昇することが多い |
| 出血後の状態 | 黒いタールのような<br>便が出ることが多い | 2〜3日の間、<br>血たんの出ることが多い |
| その他 | 胃疾患を思わせる<br>症状がある | 心・肺疾患の症状がある |

# 【鼻血が出た】

医療職に連絡する

＊＊＊＊＊＊＊＊＊＊＊＊＊＊＊

## 対応のポイント

高齢者の鼻血は、高血圧や糖尿病、心臓疾患など基礎疾患がある場合、持続して止まらない動脈性出血を起こしがちです。しぜんに止血しない際には早めに対処する必要があります。

## ◉手当ての手順

**1** イスに座らせて衣服を緩め、頭は少しうつむき気味にして鼻の鼻翼(こばな)を両方で圧迫し、冷たいタオルなどで患部を冷やします。

鼻の入り口に近い静脈からの出血は、鼻翼を指で押さえればほとんど止血できる。

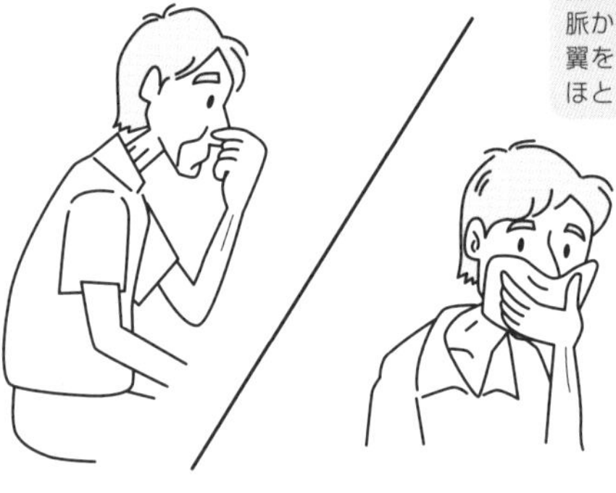

**2** 圧迫で止血できないときは脱脂綿やガーゼを鼻に詰めます。

**3** 出血がのどの奥に流れたり、大量の出血が止まらない場合は、耳鼻咽喉科専門医を受診します。

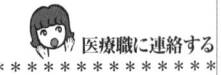

I・26

# 【血尿が出た】

医療職に連絡する

## 対応のポイント

血尿に気づいたらすぐに医師の診断を受けるようにします。尿路感染症、尿路結石、膀胱腫瘍、外傷などが考えられます。多量の血尿で顔面蒼白やバイタルサインに異常が見られる場合は救急車を呼びます。(→「**119番への通報**」**P.11**)

**1** 血尿に気づいたら医師に連絡をします。

最初から最後まで尿が血尿…膀胱や腎臓、尿管で出血している可能性がある。

血尿が出たり出なかったりする…尿道の出口部分で出血の可能性がある。

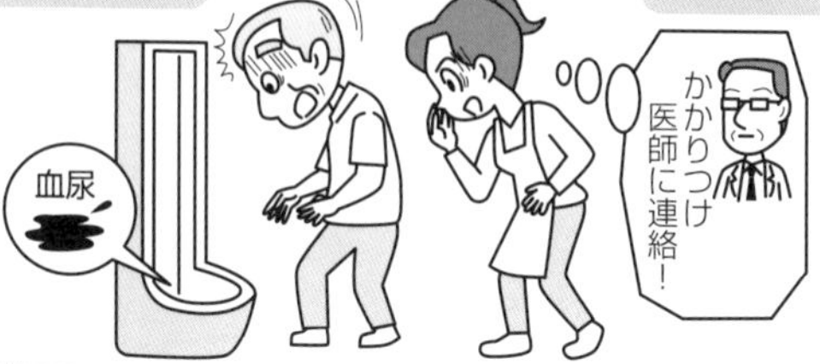


ピンク、赤、ワイン色の血尿…主に膀胱や尿道で出血している場所がある。

コーヒーやコーラのような濃い色の血尿…腎臓からの出血の可能性が高い。

**2** 医師の指示により救急車を呼びます。

※目でわかる肉眼血尿と尿検査でわかる顕微鏡的血尿(尿潜血)があります。

I・27

# 【下血している】

医療職に連絡する

## 対応のポイント

下血は消化管での出血が便に混じって出るものが主です。下血が多量の場合や意識がない場合はすぐに救急車を呼び、軽度と思われる場合でもできるだけ早く医師の診察を受けます。

### 手当ての手順

**1** あまり明るくない部屋に寝かせ、安静を保ちます。

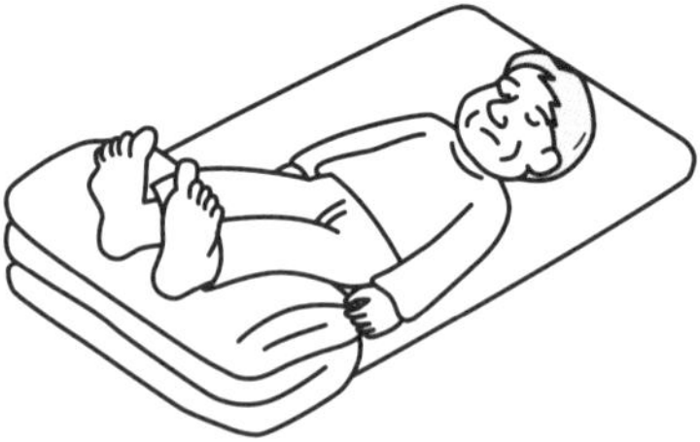

下痢止めの薬などは飲ませないようにし、飲み物は温かい物を少し与えるだけにする。

**2** 下血量が多いときは、ショック症状に注意して腹部にタオルを当て氷のうなどで冷やします。

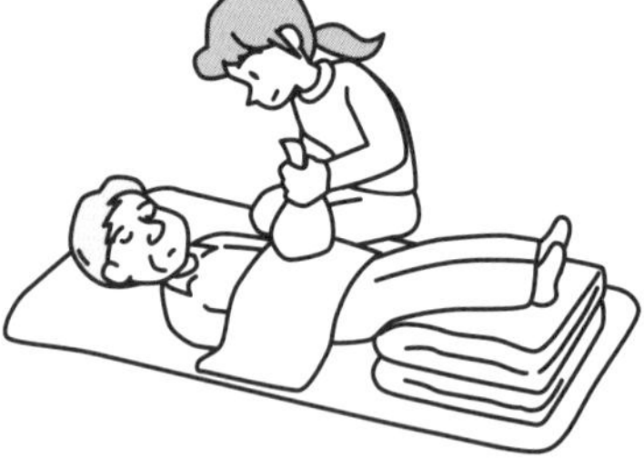

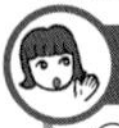

## 出血で考えられる原因

○胃・十二指腸・小腸からの出血（タール便）
血便が黒褐色なら多くの場合、胃・十二指腸・小腸からの出血と考えられます。

○激しい下痢と発熱を伴う場合
大腸炎などの疑いがあります。脱水症状や貧血に注意し、すぐに医師の診察を受けます。

○痔（じ）の場合
鮮紅色の出血の多くはいぼ痔または切れ痔が考えられます。
軽い出血なら排便後に入浴するか、温水で肛門を温めて坐薬や軟こうで手当てします。

## 3 次のような状態をよく観察し、便を見せながら医師に伝えます。

| 症 状 | チェック欄 |
|---|---|
| 出血量とともにいつごろから始まり、どのくらい続いているのか | |
| どのくらいの頻度で起きていたのか、腹痛や嘔吐はあるのか | |
| どんな色、形状、量なのか | |
| ほかの症状はないか<br>腰痛・肛門のただれ（びらん）など | |

※ 鮮紅色の出血は、一見ひどい出血のように見えても実際の量はそれほど多くない傾向にあります。

# 【動脈出血】

医療職に連絡する

＊＊＊＊＊＊＊＊＊＊＊＊＊＊＊＊＊＊＊＊



## 対応のポイント

**鮮やかな赤色の血液が勢いよく出血します。しぜんに止血することは少なく、太い動脈では大量出血し、死に至る重症の出血です。救急車を呼び、止血の応急処置を行ないます。**

直接圧迫止血法、間接圧迫止血法、止血帯法で止血する必要があります。安静状態にして止血と同時に救急車を呼びます。

（→「**119番への通報**」**P.11**）

### ●直接圧迫止血法

1 傷口を心臓より高く上げます。

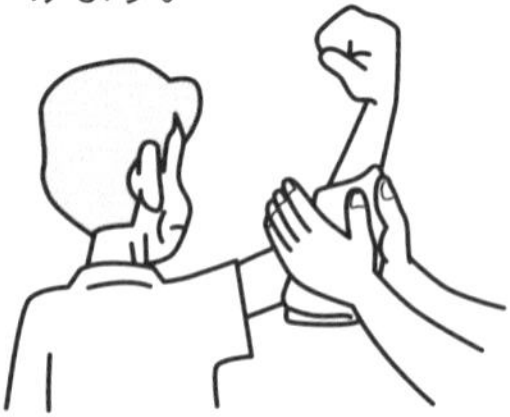

2 傷口にガーゼや布などを当て、上から包帯や三角巾などを巻いて5分以上圧迫します。

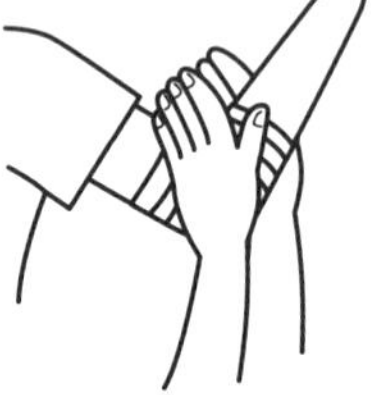

3 出血が止まらない場合は両手で体重をかけて圧迫します。

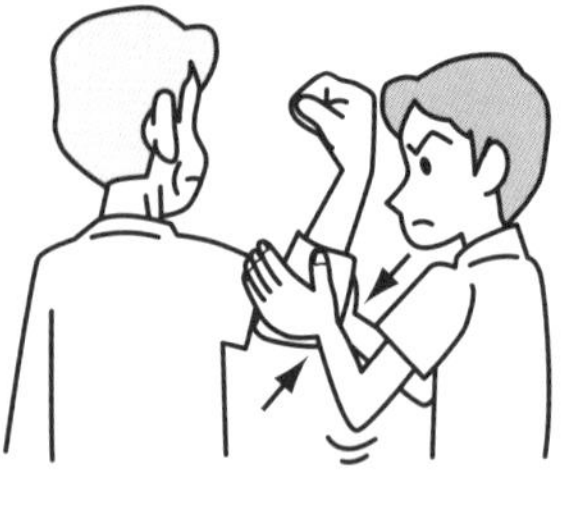

感染予防のために血液に直接触れない。可能であればビニール手袋を着用する。またはビニール袋を利用して圧迫する。

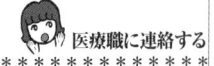

## ●止血帯法

手足の太い血管からの出血で、直接圧迫止血法では止血が難しい場合にのみ行なう方法です。

**1 幅 3 cm以上の布を用意します。**

**2 患部より心臓に近いところを縛ります。**

2-1 腕の場合、ひじから肩までの腕を縛る。

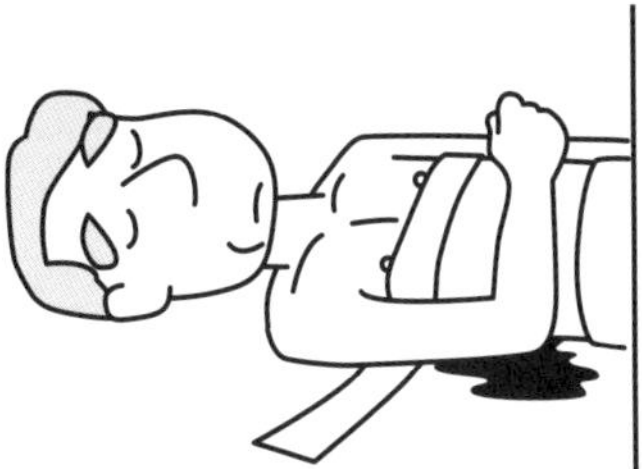

（1）止血帯を用意する

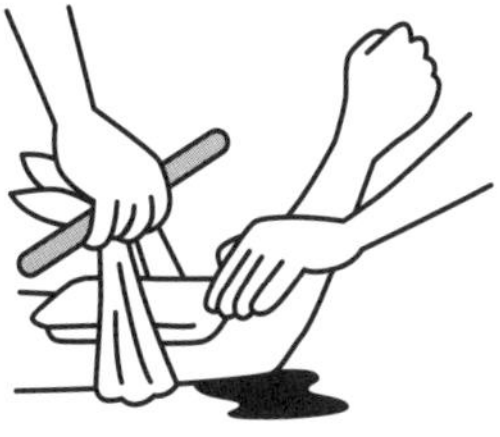

（2）止血帯を緩めに結び、
あて布を置く

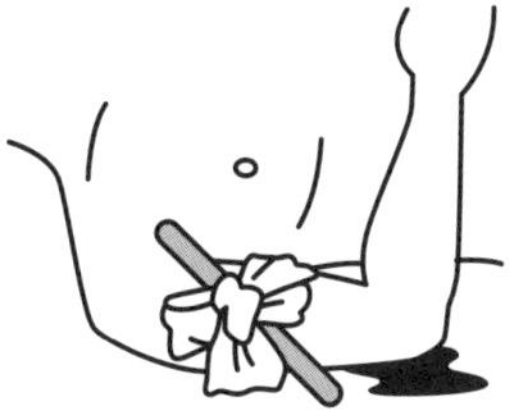

（3）棒を入れ、あて布を押さえる

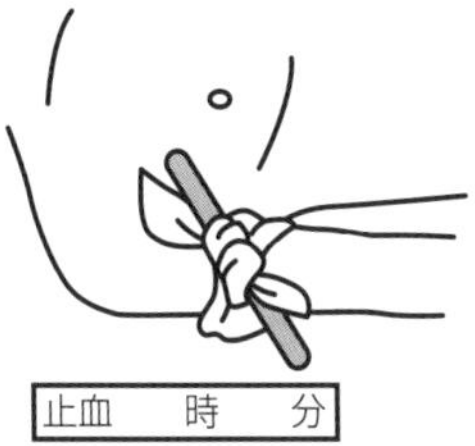


（4）出血が止まるまで、
棒を静かに回す

**②-2** 足の場合、ひざ上から太もも辺りの場所をきつく縛る。

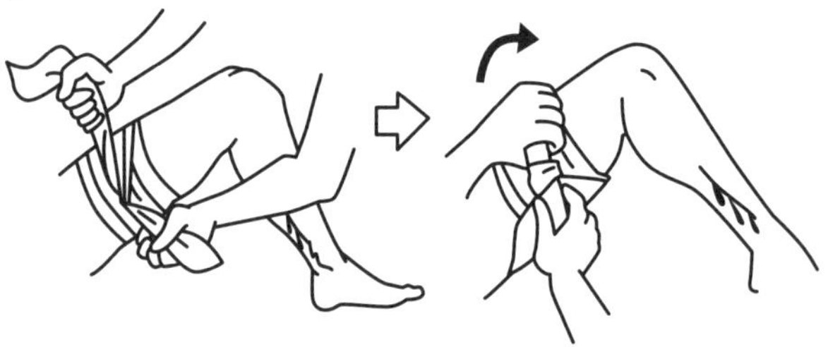

## ●間接圧迫止血法

直接圧迫をしたまま、心臓に近い止血点（傷口よりも心臓に近く、外側から圧迫できる動脈部位）を指や手で圧迫して出血を止めます。
※止血点を正しく把握しておく必要があります。

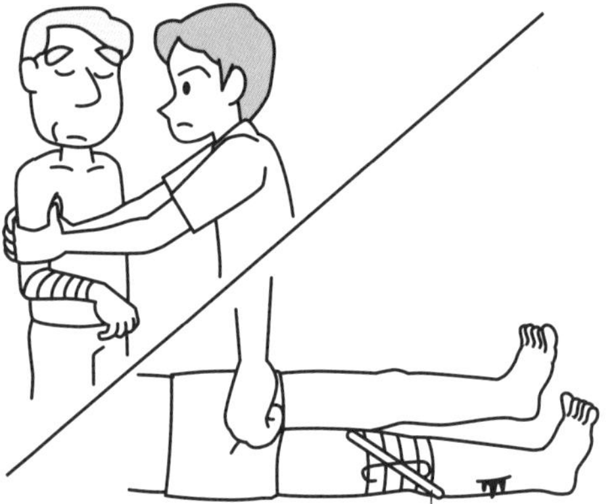


※止血できない場合は止血帯の間に棒などを入れ、回転させて止血する。
止血帯や額などに開始した時刻を書き込んでおく。
30分以上続ける場合は、30分に1回は止血帯を緩めて血流の再開を図り、出血が続いていれば再び縛って止血する。

# 【外傷出血】

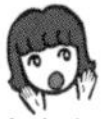

医療職に連絡する

## 対応のポイント

**手当ての基本は、出血を止める、苦痛を和らげる、細菌感染を防ぐことです。大量に出血して意識障害や出血性ショックなどを起こしている場合は、救急車がくる前に少しでも早く止血することが大切です。**

### ●すり傷

傷口をよく洗浄してオキシドールなどで消毒しガーゼを当てて、上から包帯をします。翌日になっても痛みが取れないような場合は、細菌感染の可能性があるので病院へ。

### ●切り傷

出血が多く強い痛みを伴う傷です。軽い傷の場合は傷口のばい菌を除去するために少し出血させてから手当てをします。ガーゼを当てて少し強く包帯をします。深い傷は筋肉や神経の切断の心配があるのですぐに病院へ。

### ●刺し傷

傷口は小さくても奥が深く、出血は少なくても感染の危険性の高い傷です。傷が小さければ少し血を絞り出してからガーゼを当てて包帯をします。ガラスの破片などが刺さったときは無理に抜かないようにします。

※動脈に刺した金属片などは抜くと大量に出血することがあります。

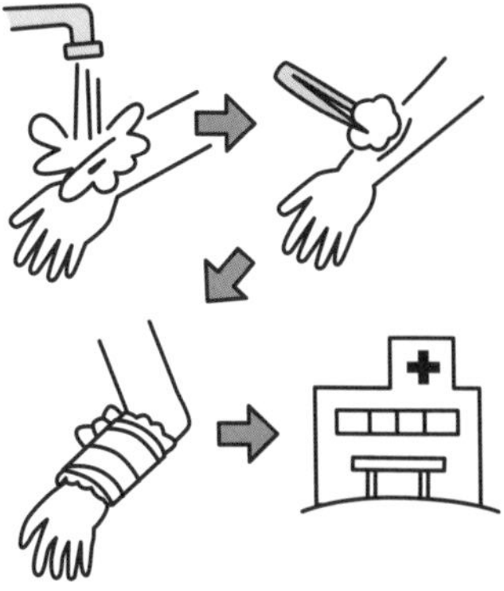

I・30

# 【内出血】

医療職に連絡する

＊＊＊＊＊＊＊＊＊＊＊＊＊＊＊＊＊＊＊＊＊＊＊＊＊

## 対応のポイント

内出血は外からは見えない体の内部の出血です。血管あるいは血液の異常によって起こる場合もあり、出血量を外表面から診断することが困難なため、救急車を呼びます。

（→「**119番への通報**」**P.11**）

## ◉手当ての手順

**1** 重篤な内出血の場合は平らなところにあおむけに寝かせます。

枕や毛布を丸めた物の上に足を乗せて上げ、上半身への血液の循環を少しでもよくし、毛布などで体を包んで保温する。

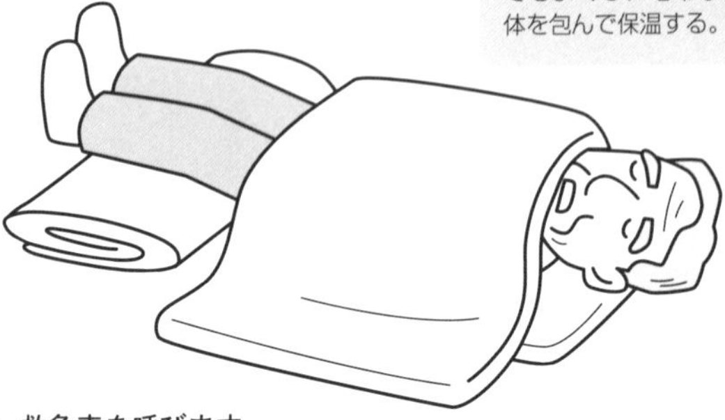

**2** 救急車を呼びます。

※四肢の打撲については、「**転倒・転落③打撲**」（**P.18**）を参照。

## 内出血の種類

| | |
|---|---|
| 頭部の内出血 | 麻痺を起こしたり、意識がなくなったり、量が多ければ死亡することもあります。 |
| 胸部の内出血 | 肺の中や胸腔と呼ばれる肺の膨らむ場所に出血がたまり、呼吸ができなくなることもあります。 |
| 腹部の内出血 | 肝臓、脾臓（ひぞう）などの血液が多い内臓がけがをすると、おなかの中に大量に出血して血圧が下がります。 |
| 骨折による内出血 | 打撲に比べて骨からの出血が加わり出血量が多くなります。 |

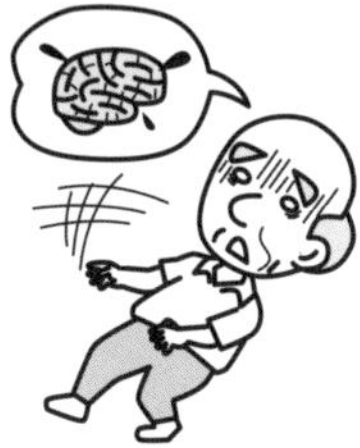

**ワンポイント**

外出血や内出血によって多量の血液が失われると、出血性ショックといって重要臓器の機能不全を引き起こし、死に至ることがあります。血圧が下がり始める前に出血性ショックの有無を判断し、迅速な処置や救急車要請、病院への搬送を行なう必要があります。

# 【背中の痛み】

医療職に連絡する

## 対応のポイント

バイタルサインや冷や汗、悪心・嘔吐、不穏、失神、息が荒いなど、他の症状を伴っていないか、動作や姿勢により変化するかなどを観察します。急な激痛の場合は、医師に連絡して救急車を呼びます。（→「**119番への通報**」**P.11**）

## 手当ての手順

**1** 楽な姿勢で安静にします。

ふだんから痛みがよくあり、痛み止めを処方されている場合は薬を飲んでもらってようすを見る。

**2** 緊急性を要する場合は救急車を呼びます。

ひと口に背中の痛みといっても首の後ろの痛みから、腰の部分にわたっているものまで幅広い。骨や筋肉に原因するものが多く、心臓、血管系や内臓の病気などさまざまな原因が考えられる。

## 背中に痛みが起きる疾患

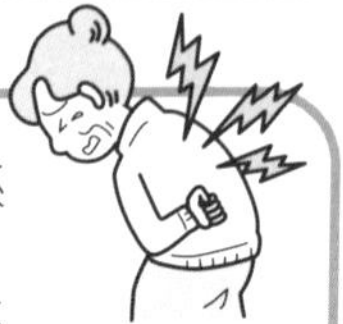

○筋·骨格系
椎体圧迫骨折、脊柱管狭窄症、骨粗鬆症、脊柱側弯症、椎間板ヘルニア、腫瘍、打撲、ねんざなど

○心·血管系
大動脈解離、虚血性心疾患、腹部大動脈破裂、肺血栓塞栓症など

○呼吸器系
肺炎など

○消化器系
胃十二指腸潰瘍・穿孔、急性膵炎など

○腎尿路系
急性腎盂腎炎、尿路結石、前立腺がん骨転移など

# 【ぎっくり腰】

医療職に連絡する

## 対応のポイント

**横に寝かせて患部を冷やします。安静にして痛みが引くまで続け、痛みが和らいでくれば次は患部を暖めます。腰痛とともに足にしびれがある場合、安静時腰痛、だんだん強くなる腰痛、膀胱直腸障害がある場合は、救急車を呼びます。****(→「119番への通報」P.11)**

### 1 痛くない、あるいは痛みの少ない姿勢を取ります。

横になると痛みが和らぐ場合が多い。ひざを立てて丸めた毛布などをしりの下に入れながら痛くない角度を探す。さらし木綿などで腰椎の部分をしっかり巻いておく。

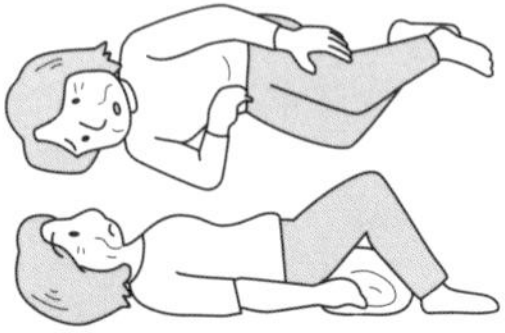

### 2 患部を冷やし、痛みが引くまで続けます。

直接当てると皮膚を傷めてしまう場合もあり、タオルなどで巻いて使う。患部を緩めると血行がよくなって痛みが増してしまうことがある。

### 3 痛みが和らいでくれば患部を暖めます。

### ワンポイント

ぎっくり腰の原因はいろいろあり特定できないことも多いのですが、椎間板の変性・加齢的変化がある場合や外力による腰背筋の障害、脊椎の疾患、内科・泌尿器疾患などが考えられます。

I・33

# 【脱きゅう】

医療職に連絡する

## 対応のポイント

脱きゅうすると関節が動かなくなり、激しい痛みが起こります。靱帯が断裂していることが多いのでむやみに引っ張ったりせず、患部を固定（あるいは支えて）速やかに整形外科などに連絡をします。

### 手当ての手順

**1** 副木や包帯などで患部を固定します。

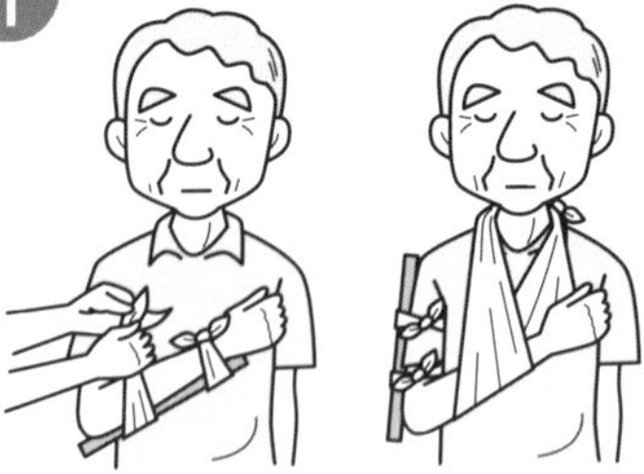

出血のあるときには冷湿布を施し、包帯をややきつめに巻いて患部を高くするようにする。出血も少なくなり、痛みも軽くなる。

**2** 早く整復してもらいます。

多くの場合はそれほど深刻になるようなけがではないが、専門知識を持たない人が安易に整復しない。高齢者の場合は骨折を伴っていることが多い。

**3** 整復後は固定を続け、回復状態を見守ります。

就寝中に動かしたり横寝をしたりしないように注意する。

※関節面がまったく接合していない状態を脱きゅうといいます。

# 【こむらがえり】

医療職に連絡する

＊＊＊＊＊＊＊＊＊＊＊＊＊＊

## 対応のポイント

発作後は冷やしてマッサージをします。応急処置をしないとふくらはぎの痛みが出て肉離れを起こす場合もあります。足腰の筋力が衰えぎみの高齢者は起こしやすいといえます。

1 こむらがえりを起こしている部分を冷やします。

消炎鎮痛剤で塗布すると痛みは消えるが頻繁にはしないようにする。

2 寝た状態にして足をゆっくり持ち上げ、足先は天井方面に向け、かかとが地面に付く状態にし、軽くマッサージをします。

ひざの屈伸などで痛みも軽減される。

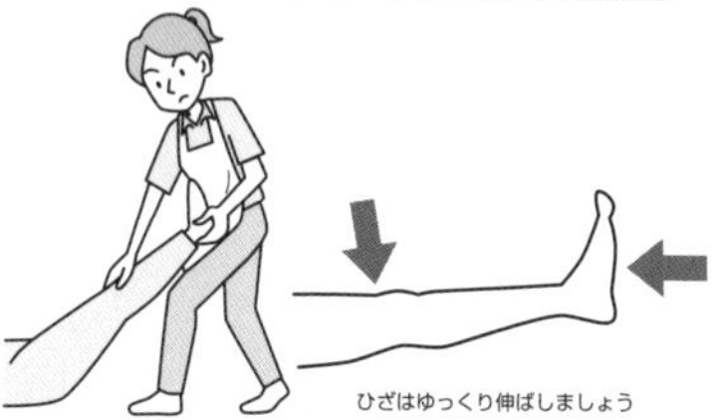

ひざはゆっくり伸ばしましょう

### ワンポイント

腓腹筋の連続性痙攣をこむらがえりといいます。原因は詳しくはわかっていませんが腎不全、肝硬変、運動神経系疾患、内分泌異常などが関係しています。また、腰椎疾患（椎間板ヘルニアや脊柱管狭窄症など）によるものも多く、頻発する場合は重大な病気が隠れていることがあるため医師に相談しましょう。

# 【やけどをした】

医療職に連絡する

## 対応のポイント

やけど（熱傷）は傷害の範囲が広ければ広いほど、深ければ深いほど重症になり、適切な処置が取られないと命にかかわることもあります。軽度、重度の判断を見誤らない注意が必要です。



### ●軽度の場合

**1** 熱傷部位に触れないようにして、すぐに水道水で冷やします（患部の少し上から水を流す）。

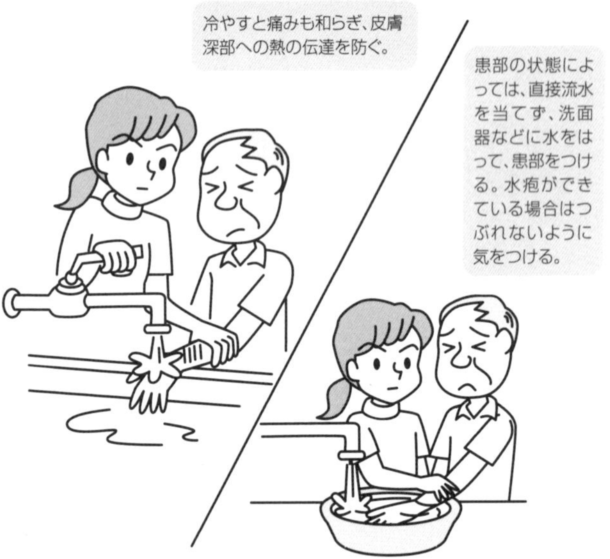

冷やすと痛みも和らぎ、皮膚深部への熱の伝達を防ぐ。
患部の状態によっては、直接流水を当てず、洗面器などに水をはって、患部をつける。水疱ができている場合はつぶれないように気をつける。

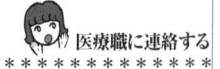

## 熱傷の程度

| | |
|---|---|
| 第1度 紅斑 | 皮膚が赤くなりヒリヒリする |
| 第2度 水疱・びらん・潰傷 | 水疱ができたり、強い痛みを伴う |
| 第3度 壊死 | 組織が破壊される |
| 第4度 | 炭のようになる |

**2** 痛みがなくなるまで十分に冷やします。

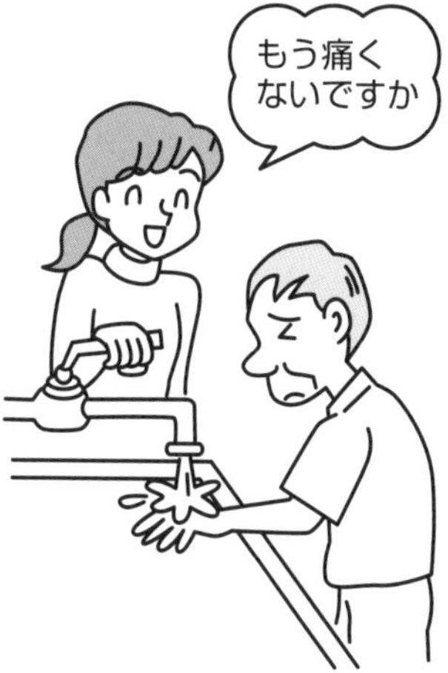


**3** 冷やした後は患部を消毒して清潔なガーゼあるいは布で覆い、早めに医師に診せます。

軟こうなど何も塗らない。

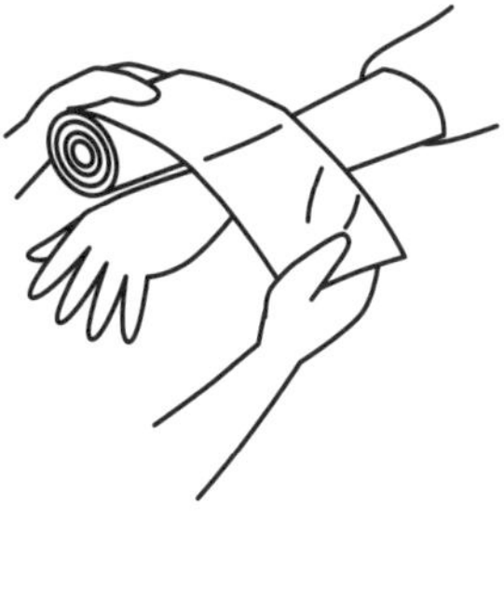

※市販されている冷えるシートは熱傷の冷却用には使えないので注意してください。

## ●重度の場合

「広さ」や「深さ」にかかわらず、顔・手・足のやけど、気道のやけど、化学薬品によるやけど、ほかの合併症を伴うやけどなどは重症と判断し、すぐに救急車を呼びます。

1 軽度の場合と同様にすぐ冷やします。

2 特に広範囲のやけどの場合は一刻も早く救急車を呼びます。
（→「**119番への通報**」**P.11**）

3 十分に冷やしてから静かに衣類を脱がし、皮膚にくっついているときは無理にはがさず衣類を切り取ります。

4 体全体を毛布で保温し、患部は冷やしながら救急車を待ちます。

体温低下の可能性があるので10分以上の冷却は避ける。

5 状態を観察し、顔面蒼白や冷や汗、吐き気、意識障害、呼吸困難、心停止などが見られたら、心肺蘇生を、救急車がくるまで続けます。
（→「**心肺蘇生法**」**P.111**）

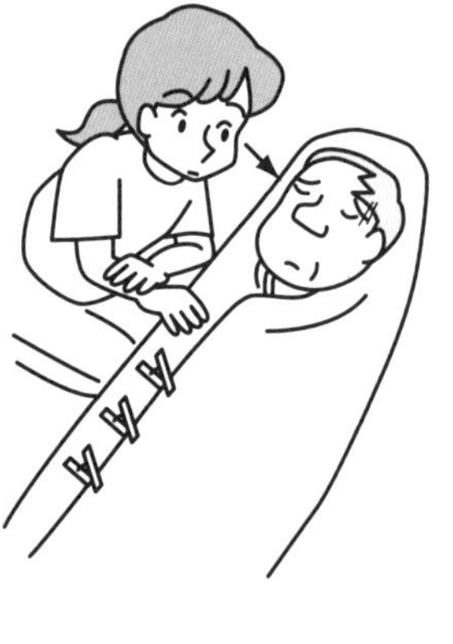

## ●低温やけどの場合

湯たんぽや使い捨てカイロなどによる低温やけどが増えています。低温やけどは表皮や真皮、皮下脂肪組織にまで及ぶ深いやけどです。ふつうのやけどと同じで、流水で冷やすなどの応急処置を行ない医師に相談します。

**1** 患部を流水で冷やします。

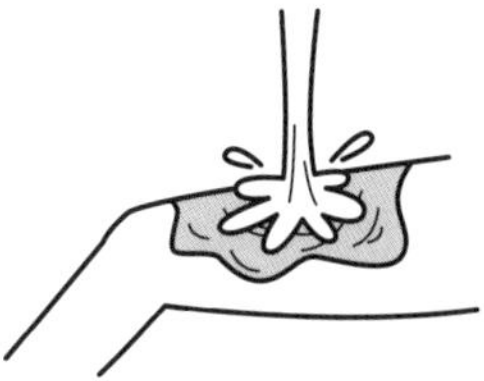

加齢によって知覚が鈍くなり、あまり痛みを感じないため本人も気づかない場合も多い。特に低温やけどは熱さや痛みも感じず、長時間かけてやけどになるので皮膚の損傷が最も深い部位に至って重症化しやすいため注意する。

**2** 軟こうを厚めに塗っておきます。

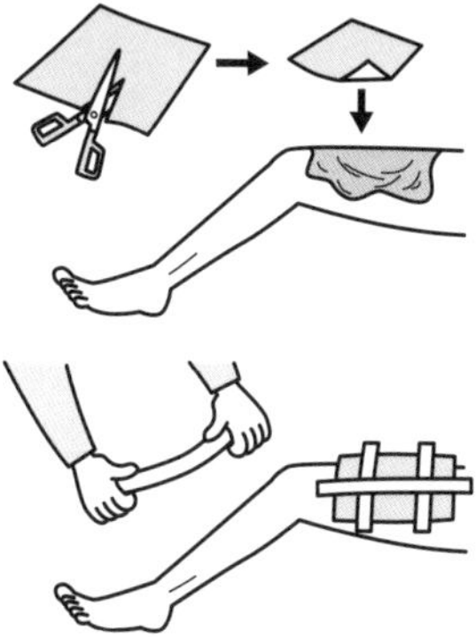

皮膚に赤みが出るくらいの初期症状から、皮膚の色が白色、灰白色、黄色、黒色と皮膚の色が変わり、細菌感染するとうみが出るようになる。

# 【入浴事故】

医療職に連絡する

## 対応のポイント

高齢者の急死例の約25％は入浴事故であるといわれます。特に冬場に多く発生します。浴槽内での意識障害や脱力発作は溺水や溺死につながるため、迅速な対応が求められます。

## 手当ての手順

**1** ただちに浴槽から救出します。

意識障害を認めたら、あごを風呂ぶたに乗せて溺没を防ぐ。ただちに湯栓を抜く。
できれば浴槽から搬出し、無理ならそのままにして救急車を呼ぶ。

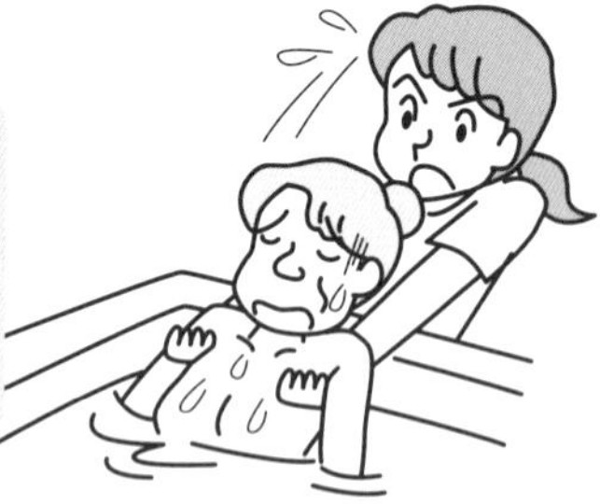

**2** 浴槽から救出できれば、仰臥位にし、気道の確保、呼吸と脈拍を確認します。

**3** 呼吸停止状態の場合はただちに心肺蘇生法を実施し、救急車の到着を待ちます。

（→「**心肺蘇生法**」**P.111**）

**4** 意識があれば自発呼吸をさせ、水分の吐き出しに備えて体を横向きにします。

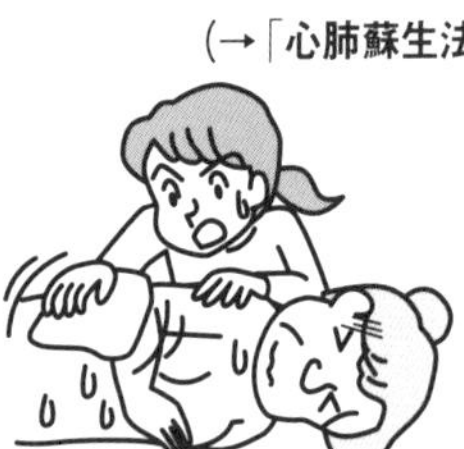

❺ タオルや毛布にくるんで保温し、回復の見込みがたてば衣服を着けます。

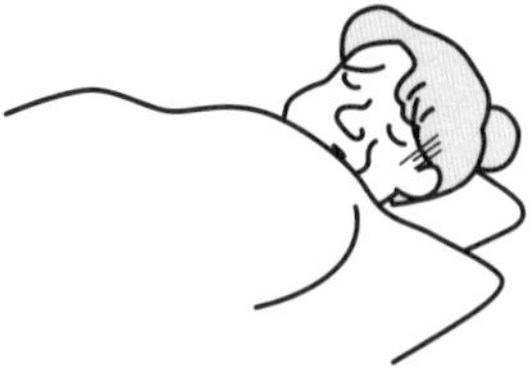

**高齢者の入浴事故の種類と状況の関係**

入浴には危険がいっぱい潜んでいます。環境を整えて事故のないように気を配りましょう。

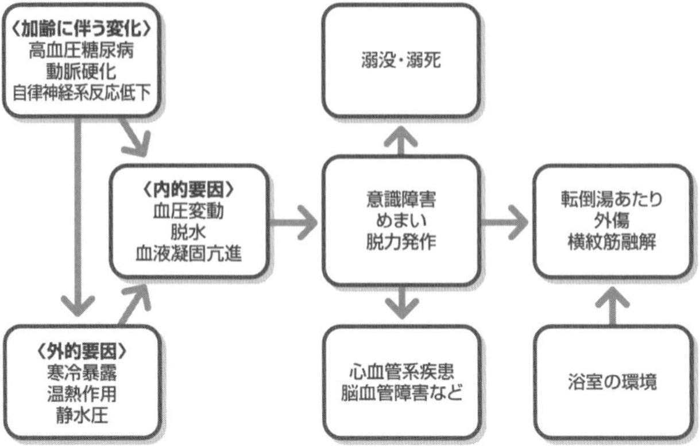


**入浴に伴う体の変化**

- 寒い脱衣所での寒冷暴露→急激な血圧上昇→脳出血のリスク
- 温浴→血圧下降→脳や心臓、消化管など重要臓器の血流の低下→脳梗塞や心筋梗塞のリスク
- 意識障害、めまい、ふらつき→溺死、転倒
- 加齢による自律神経系の反応が低下→意識障害→溺死、転倒
- 長時間の高温浴→発汗による脱水や血液凝固亢進

## 入浴中の事故を予防するには

□入浴前に体調をチェックする。
（バイタルサインの測定など）
血圧がふだんより高かったり、低かったりすると中止する。

□飲酒や食事直後や深夜に入浴しない。

□脱衣場や浴室をあらかじめ温かくして入浴時の温度差を少なくする。

□浴槽は浅め（水位を低く）心肺の慢性疾患や高血圧症を持つ人では半身浴が望ましい。

□縁に手を掛けた状態で入浴する。

□ぬるめの温度（39～41℃）くらいで長湯は避ける。

□入浴中は声かけするようにする。

□入浴後は水分を補給する。

□気温の低い日は夜早めに入浴する。

□床がぬれていたり、引っかかりやすい取っ手や水道のコックなどがないよう、浴室の環境を整える。

〈入浴の三大効果〉

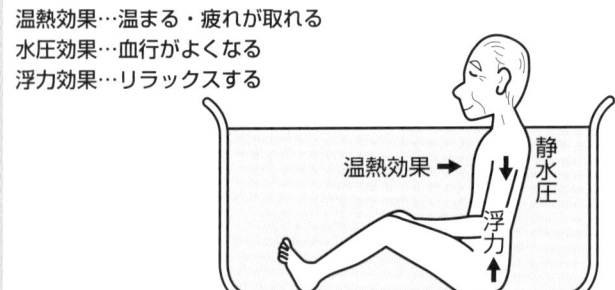

温熱効果…温まる・疲れが取れる
水圧効果…血行がよくなる
浮力効果…リラックスする

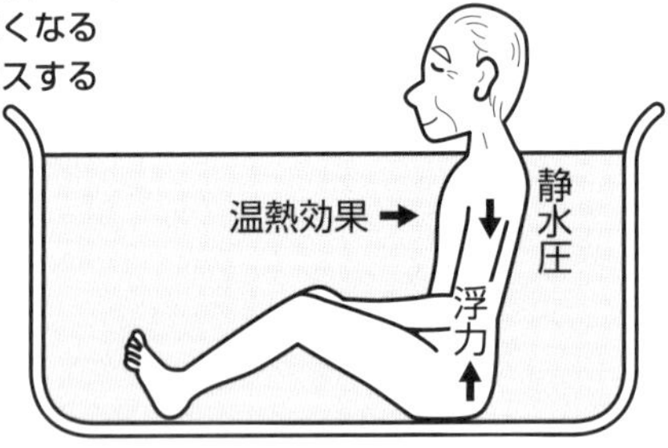

## ●事故発生時の対応手順

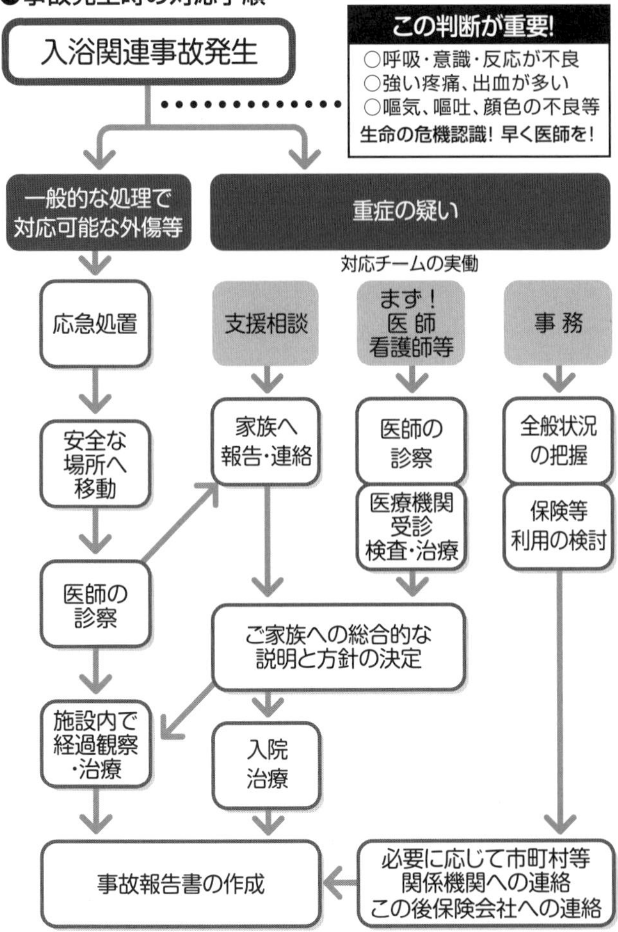
入浴関連事故発生
この判断が重要!
○呼吸・意識・反応が不良
○強い疼痛、出血が多い
○嘔気、嘔吐、顔色の不良等
生命の危機認識! 早く医師を!
一般的な処理で
対応可能な外傷等
重症の疑い
対応チームの実働
応急処置
安全な
場所へ
移動
医師の
診察
施設内で
経過観察
・治療
支援相談
家族へ
報告・連絡
まず!
医 師
看護師等
医師の
診察
医療機関
受診
検査・治療
事 務
全般状況
の把握
保険等
利用の検討
ご家族への総合的な
説明と方針の決定
入院
治療
事故報告書の作成
必要に応じて市町村等
関係機関への連絡
この後保険会社への連絡

I・37

# 【動物にかまれた】

医療職に連絡する

＊＊＊＊＊＊＊＊＊＊＊＊

## 対応のポイント

どんなに小さな傷でも消毒し、医師の診察を受けます。動物は不潔なので特殊な病気ばかりでなく、一般の感染にも注意する必要があります。出血が多い場合は止血をして病院に行きます。

## 手当ての手順

1 石けんを使って水道の流水でよく洗います。

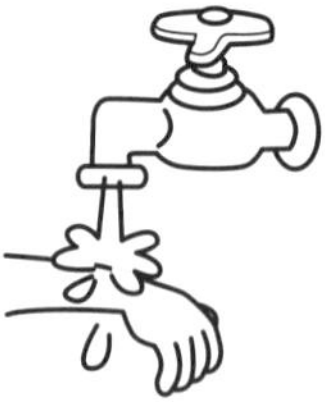

傷の周りも唾液が付いているところはよく洗い流す。

2 ガーゼなどでふき取りながら消毒液で洗い流すようにして消毒します。

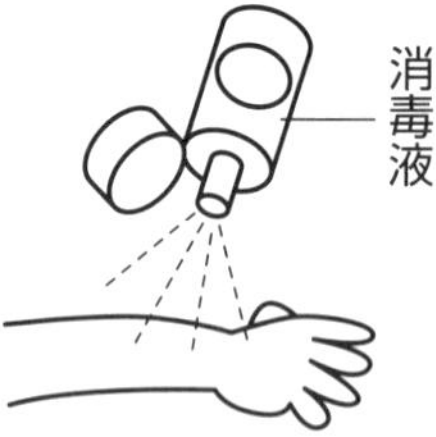


3 ガーゼで押さえて早めに診察を受けます。

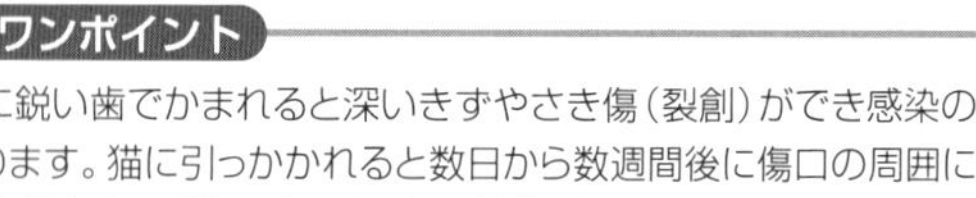

### ワンポイント

犬に鋭い歯でかまれると深いきずやさき傷（裂創）ができ感染の危険があります。猫に引っかかれると数日から数週間後に傷口の周囲に赤紫色の隆起やリンパ節の痛みや腫れ、発熱が見られることがあります。

# 【虫に刺された】

医療職に連絡する
＊＊＊＊＊＊＊＊＊＊＊＊＊

## 対応のポイント

30分以内に全身のかゆみや吐き気、呼吸困難、血圧低下などの症状が見られた場合は救急車を呼びます。

### ●ハチの場合

1 針が残っていたらつめの先で抜きます。

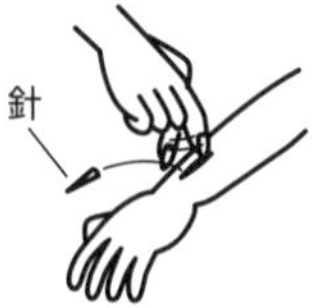


2 流水で洗って十分に冷やし、医療職の指示で抗ヒスタミン軟こうを塗ります。

こすったり、かいたりしない。

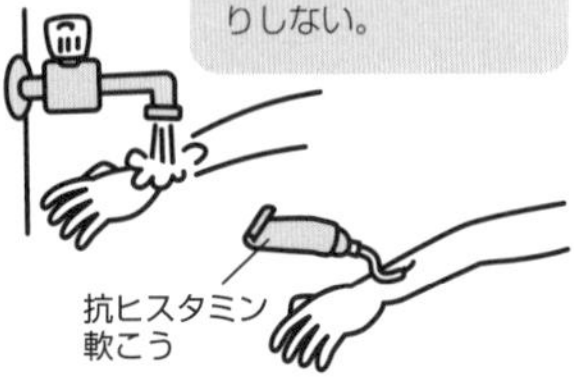


3 ようすを観察し、気分が悪くなったり、熱が出ているようなら体を保温して病院に行きます。

### ●ブヨ、アブ、毒ガ、ムカデ、毛虫の場合

1 こすったり、かいたりせず、流水と石けんでよく洗って十分に冷やし、抗ヒスタミン軟こうを塗ります。

2 かゆい発疹が出るようなら皮膚科に行きます。

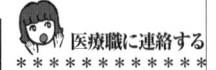

# 【耳・目に異物が入った】

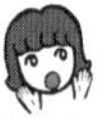

医療職に連絡する
＊＊＊＊＊＊＊＊＊＊＊＊＊



## ●耳の場合

◎何が入ったかを尋ね、摘出が困難な場合や難聴が起こることも予想されるなど危険と判断した場合は無理に取らず(医療行為)、安静後に容態が落ち着いたら耳鼻咽喉科に行きます。

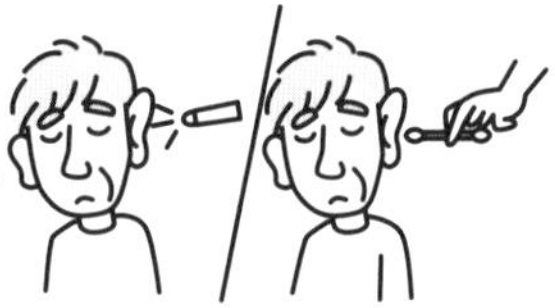

◎虫が入った場合は、耳を引っ張りながら懐中電灯の光などを当てると出てくることがあります。

◎水が入った場合は、綿棒を静かに入れて吸い取ります。

## ●目の場合

◎目を手でこすらないようにします。まばたきをさせて涙といっしょに洗い流すように促します。

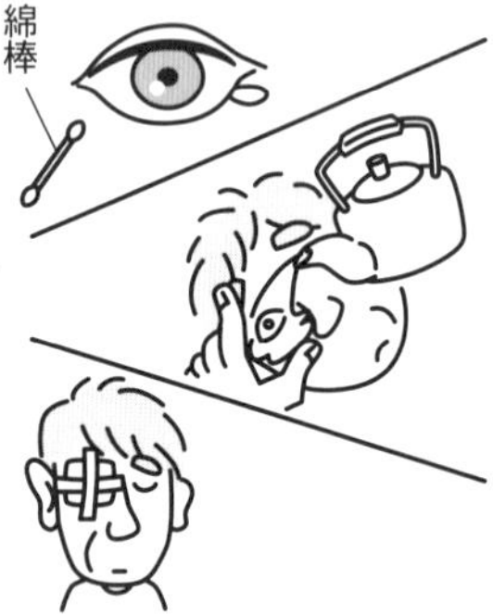


◎ゴミの場所を確かめて綿棒やハンカチの角をぬらして取り除きます。

◎薬品が入った場合はこすらずに必ず薬品が入ったほうの目を下にして流水で洗い落とします。

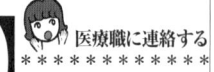

# 【喘息（ぜんそく）】

医療職に連絡する

## 対応のポイント

喘息の発作には、ほとんど自覚されないわずかな喘鳴（ぜんめい）から、話もしにくい重症な症状までばらつきがあります。日ごろからその人の症状の特徴や主治医の指示を知っておきましょう。

**1** 喘息が始まり喘鳴や少し息苦しいようなら、体を起こし処方されている発作時吸入薬を1、2回吸入します。

効果が不十分な場合は20分おきに1時間まで吸入を繰り返す。

喘鳴とは聴診器なしで耳に直接聴こえる異常呼吸音（ぜいぜい、ひゅうひゅう）をいう。

**2** 経過を観察して症状が消えた場合は安静にします。臥位（寝た状態）より座位、立位のほうが肺の血液量が調って呼吸しやすくなります。

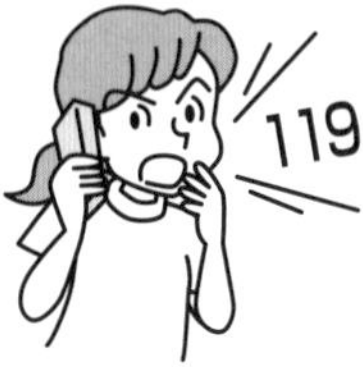


持続するときには主治医に連絡し、場合によっては救急車（119）を呼ぶ。

### ワンポイント

気管・気管支が狭くなり呼吸が困難になった状態を喘息といい、呼息時に気管が狭くなり呼息しにくくなります。高齢者における気管支喘息の特徴は、罹患時間が長いことと慢性閉塞性肺疾患（COPD）との区別が必要で、合併していることもあります。

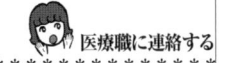

# 【ガス中毒】

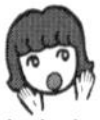
医療職に連絡する

## 対応のポイント

刺激性有毒ガスを吸入すると、気道の浮腫（むくみ）や肺水腫のために窒息することもあります。
一酸化炭素（CO）中毒では酸素欠乏になっても顔色はよい。
急に動くと酸素欠乏がさらに悪化します。



1. 部屋の窓や戸を開け放って新鮮な空気を入れ、ガスの発生源を止め、救急車を呼びます。
（→「119番への通報」P.11）

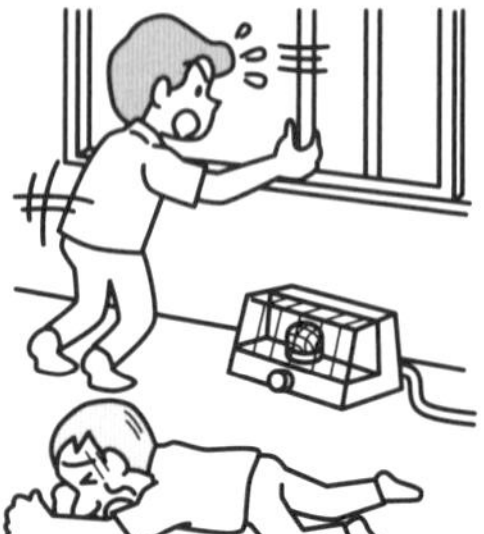

2. 空気の新鮮な場所に運び出し、呼吸しやすいように衣服を緩めて横向きに寝かせ、毛布などを掛けて保温します。

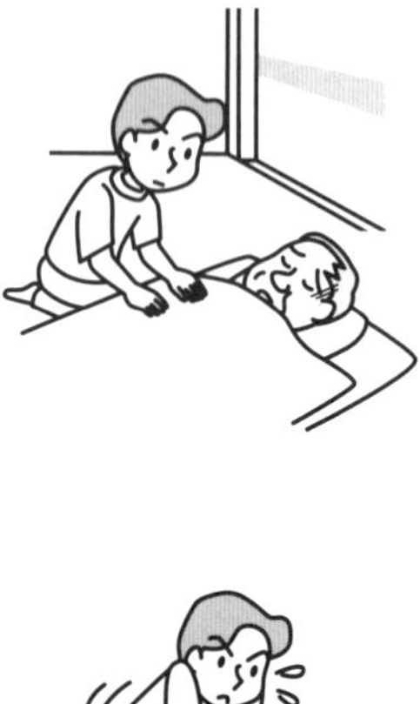

3. 状態を観察して意識がない、あるいは反応が鈍い場合は、救急車がくるまで心肺蘇生を続けます。
（→「心肺蘇生法」P.111）

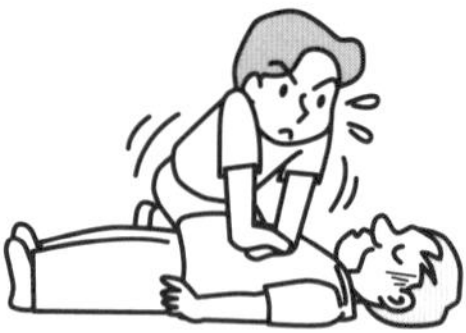

# 【そのほかのトラブル】

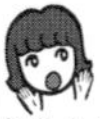

医療職に連絡する

＊＊＊＊＊＊＊＊＊＊＊＊＊

## ●貧血

慢性貧血は緊急処置の必要はほとんどありませんが、大量出血による急性貧血は血圧低下、循環不全などが起こりやすいので、すぐに輸血、輸液、止血処置などを行なう必要があります。

（→**「119番への通報」P.11**）

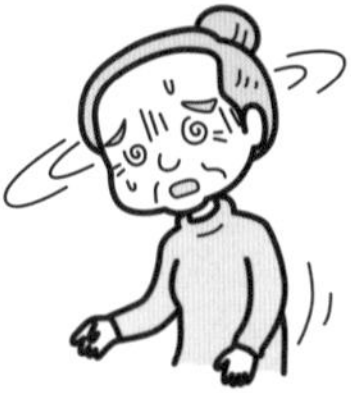

## ●脱水症状

水分を急に与えすぎないようにします。コップ1～2杯の水分を補給したら10分から15分間をあけます。スポーツドリンクなどのほうが吸収が早いでしょう。また自分で水分を飲めないときは救急車を呼びます。

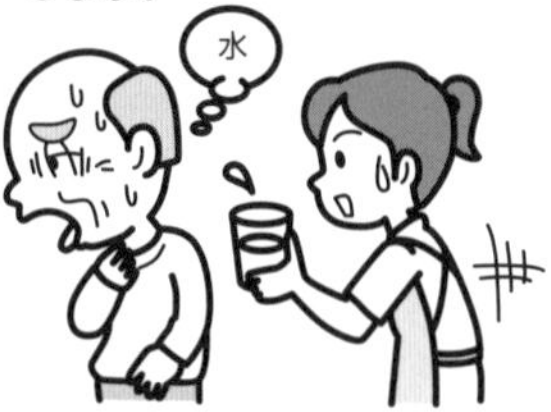


## ●感電した

すぐに電源を切って受傷者を電源から引き離し、熱傷や意識障害、呼吸困難、呼吸停止、心停止、がある場合はすぐに救急車を呼び、気道を確保して救急車がくるまで**心肺蘇生法**（**P.111**）を行ないます。

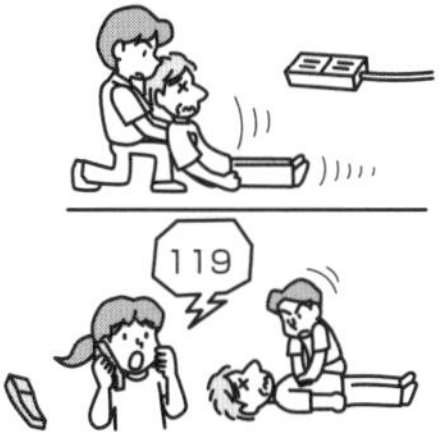


## ●つめのけが

消毒をして包帯かばんそうこうで保護し、痛みが強い場合は患部を頭より高くすると痛みが和らぎます。ひょう疽（急性化膿性炎症）の心配があるようなら病院へ。

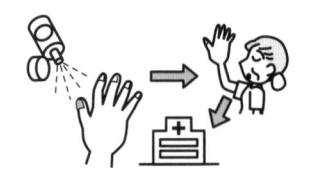

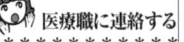

## ●アキレス腱を切った

うつぶせにして、つま先を伸ばしてかかとの後ろを縮めます。縮めた位置で副木を当てて固定し、一刻も早く病院へ。

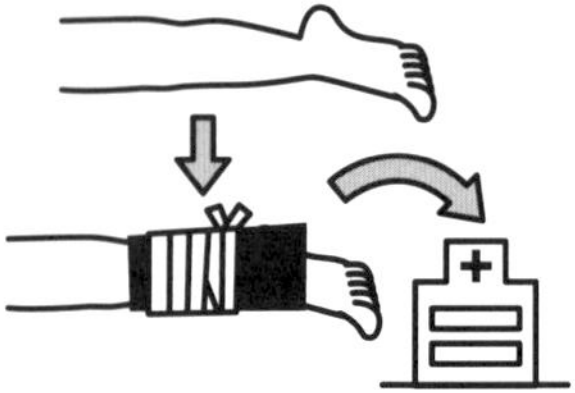

## ●肉離れ

冷やして安静にし、背筋の場合はマットレスの下に板を入れます。激しい痛みがあるときは医師の診療を受けます。

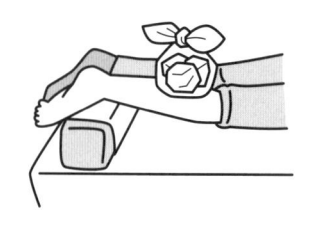

## ●むくみ

高齢者はむくみを起こしやすく、足のむくみは足を横に伸ばしたり、イスの上にあげたりすると軽減できます。腎臓や心臓の病気が潜んでいることもあり医師の診断を受けます。

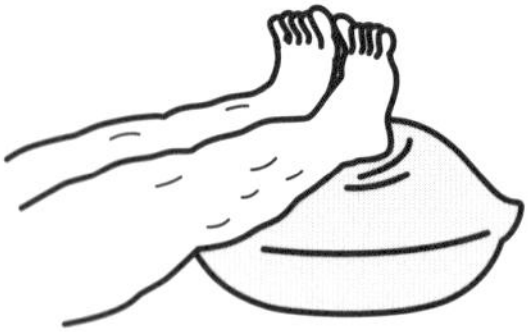

## ●かぶれ

何が原因かを確認し、不明な場合はまず患部をきれいな水でよく洗います。安静にして、軽度なら抗ヒスタミンの軟こうを塗って患部を冷やしておきます。

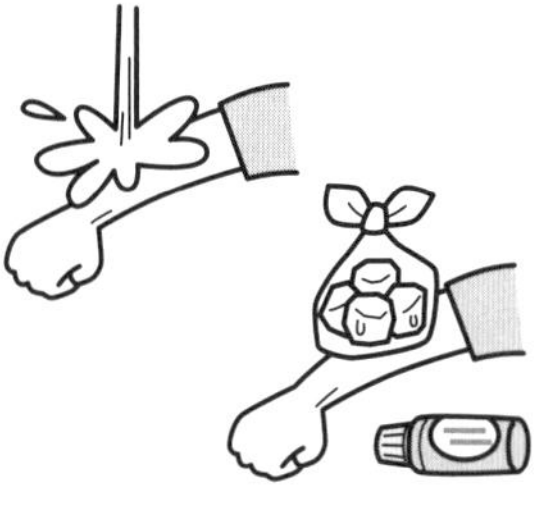

# Ⅱ 知っておきたい急変対応の基本

## Ⅱ.1 急変が起きたときのために

急変対応に必要な知識や技術（心肺蘇生法や止血法など）を習得し、慌てないためのイメージトレーニングをしておきましょう。また、体調や意識状態に変化がないかなどふだんから観察をしっかり行ない、急変の前ぶれを見抜く目を養っておきましょう。

- 高齢者のADL、病気や既往歴、服薬などを把握しておく。
- どこに連絡すべきか（連絡網・高齢者のご家族）を事前に確認しておく。
- スタッフ間の体制づくりと個人の役割や共通認識を築いておく。
- 記録を残し、情報や管理体制などをきちんと整理しておく。

# Ⅱ・2 急変対応の重要性

高齢者がけがや病気で急変した場合、適切な手当てをすみやかに行なえば、救命効果を向上させ、傷病治療の経過にも良い影響を与えます。いざというときのために日ごろから急変対応の知識や技術を身につけておくことが大切です。

## ◉手当ての目的は「救命」「苦痛の軽減」「悪化防止」

命にかかわる意識障害や呼吸停止、心臓停止、多量出血などの症状を認めた場合には「救命」を目的に手当てを行ないます。 生命にかかわらない場合には、「悪化防止」「苦痛の軽減」を目的とした手当てが必要となります。

## ◉救命手当ての必要性

救急車が要請を受けてから現場に到着するまでの数分は傷病者の命を大きく左右し、迅速な急変対応が効果をもたらします。

### ＜カーラーの救命曲線＞

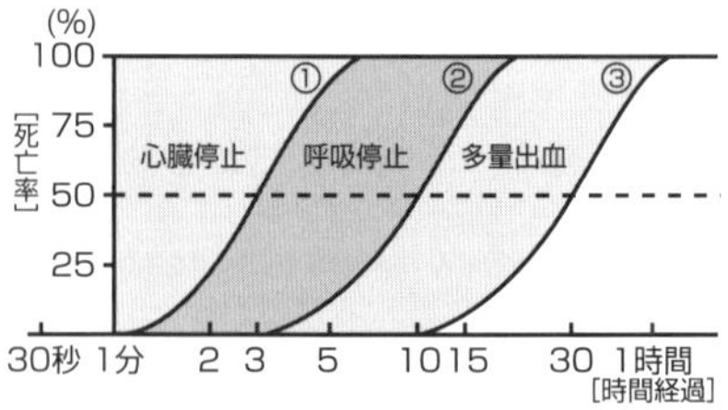


①心臓停止後約3分で50%死亡

②呼吸停止後約10分で50%死亡

③多量出血後約30分で50%死亡

(いろいろな生命の危機に関するさまざまな症状における死亡率の時間経過 M.CARA 1981 改変)

# Ⅱ・3 介護職の医療行為について

「社会福祉士及び介護福祉士法施行規則」の一部改正（平成24年4月1日から）により、喀痰吸引や経管栄養（胃ろうまたは腸ろう、経鼻経管栄養）の一部の医療行為は、定められた研修機関で研修を受けて都道府県知事から認定証を交付されれば、一定の条件のもとで実施できるようになります。

## ◉介護職員が実施可能な医療行為

□検温
□自動測定器で血圧測定
□動脈血酸素量を測定するパルスオキシメーターの装着
□軽い切り傷、すり傷、やけどなどの処置
□軟膏の塗布（床ずれの処置を除く）
□湿布の張り付け
□目薬の点眼、鼻粘膜への薬の噴霧の介助
□薬の内服
□座薬挿入
□つめ切り
□歯ブラシや綿棒などを使った口の中の清掃
□耳あか除去（塞栓の処置は除く）
□人工肛門（こうもん）のパウチ（袋）にたまった排せつ物の廃棄
□排尿補助でのカテーテルの準備、体位の保持
□市販の器具を用いた浣腸（かんちょう）
□たんの吸引や経管栄養の一部　など

※在宅の場合に経管栄養のチューブの確認や接続、注入開始などは専門性が高く実施できないなどさまざまな制約が設けられています。

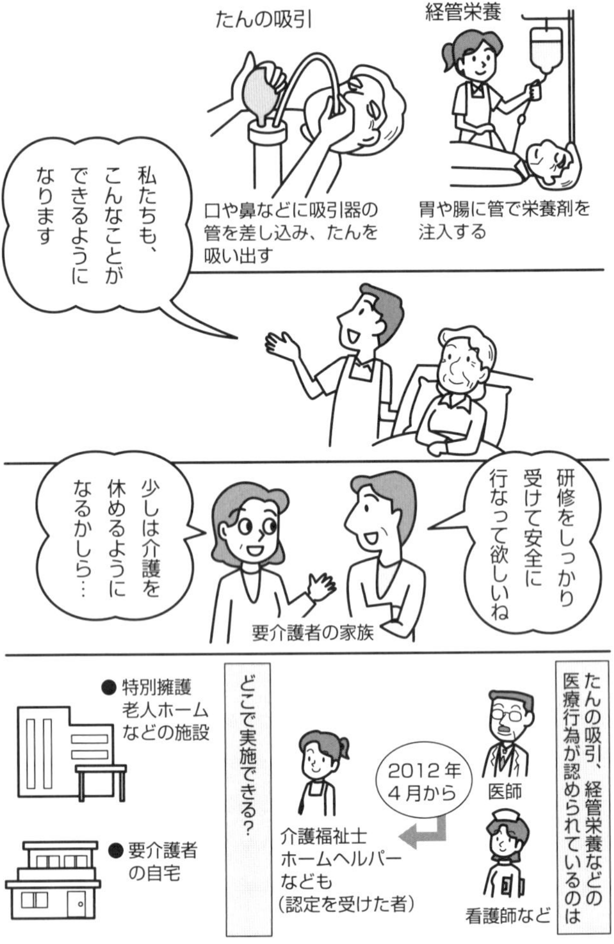
たんの吸引
口や鼻などに吸引器の管を差し込み、たんを吸い出す
経管栄養
胃や腸に管で栄養剤を注入する
私たちも、こんなことができるようになります
研修をしっかり受けて安全に行なって欲しいね
少しは介護を休めるようになるかしら…
要介護者の家族
たんの吸引、経管栄養などの医療行為が認められているのは
医師
看護師など
2012年4月から
介護福祉士
ホームヘルパー
なども
（認定を受けた者）
どこで実施できる?
特別擁護老人ホームなどの施設
要介護者の自宅

# Ⅱ・4 医療スタッフとの連携時に役立つ「Japan Coma Scale」

医療現場で用いられている意識障害のスケール
（覚醒度によって3段階に分ける）です。

**Ⅰ.覚醒している（1桁の点数で表現）**

0 意識清明
1 見当識（日時や場所などの認識がある）は保たれているが
意識清明ではない
2 見当識障害がある
3 自分の名前・生年月日が言えない

**Ⅱ.刺激に応じて一時的に覚醒する（2桁の点数で表現）**

10 普通の呼びかけで開眼する
20 大声で呼びかけたり、強く揺するなどで開眼する
30 痛み刺激を加えつつ、呼びかけを続けると辛うじて開眼する

**Ⅲ.刺激しても覚醒しない（3桁の点数で表現）**

100 痛みに対して払いのけるなどの動作をする
200 痛み刺激で手足を動かしたり、顔をしかめたりする
300 痛み刺激に対し全く反応しない

◎この他、A（自発性喪失）・I（糞便失禁）・R（不穏）などの
付加情報をつけて「JCS200-R」などと表します。

# Ⅱ・5 急変対応のポイント

## まず知っておきたいこと

高齢者は個人差が大きく、変化にいち早く気づくためには、ふだんの状態（体調が良好時の数値など）を知っておくことが大切です。また、症状をうまく伝えられず、症状を自覚しにくいため、本人からの聞き取りはもちろん、観察することが欠かせません。その際に他覚的所見の基本となるのがバイタルサイン（Vital signs）です。

## ◉体調観察のポイント

■顔色や表情
顔色が悪かったり、あまり表情を変えられなかったり、いつもと違わないかなど。

■排せつ
トイレの回数がふだんと違わないか。排尿ができているか。便秘や下痢の兆候はないか。

■声のトーン
体調が悪い場合の声はふだんよりもトーンが低い。声の調子はどうか。

■全身観察
血液の循環が悪いと皮膚は青白くなる。発赤、チアノーゼ（紫色）、褥瘡（じょくそう）ができていないか。

■食欲
食事の量が減っていないか、体調の変化に気づく大きなチェックポイントになる。

■動き方
歩行時に極端に前方や左右に傾いていないか、歩行距離が短くなっていないかなど。

■気力と発言
「何となく何もする気が起こらない」「動くのがつらい」などと言っていないかなど。

## ◉バイタルサインを見逃さない

**バイタルサインの日ごろの状態（数値）を把握することで変化に早く気づくことができます。**

「Vital（生命）のSign（徴候）」（生きている証）という意味で、毎日の身体状況の把握に使われています。一般に、脈拍・体温・血圧・呼吸の4つの生体情報をさしますが、急変領域では意識レベルを追加して5項目として扱うことがあります。健康であればほぼ一定に保たれていますが、体の異変に応じて変化します。救急の場合は、全身・目・意識状態の観察も同時進行で行ないます。

## ◉介護における急変対応

**高齢者の体及び疾病の特徴を知り急変予防をしましょう。**

- 老化の程度は個人差が大きく、特に脳と血管については年齢だけでは判断できないことを頭に入れておきます。
- 複数の病気（高血圧症、糖尿病、心臓病など）を持っている場合が多く、薬の処方などを把握しておきます。
- 重大な病気であっても典型的な症状があらわれないこともあり、客観的観察が大切です。
- 加齢により記銘力や記憶力が低下するので、話を鵜呑みにしないで正確な情報収集を行なうようにします。
- 本人も周囲も摂食や嚥下の障害を起こしていることに気づいていないことがあるので注意が必要です。

●転倒・転落は介護施設で最も頻度の高い事故で、ベッドサイド、トイレ、移動中によく見られます。転倒リスクの高い人については日ごろから車いすのブレーキのかけ忘れや居室での行動等に気をつけ見守りを強化する必要があります。

●排泄障害や尿路感染が起こりやすくなります。医師に相談のうえ、日ごろから水分を十分とったり、緩下剤で排便調節することで尿路感染やイレウスを予防することが大切です。

●入眠障害や眠りが浅く目覚めやすい(分断睡眠)、早寝早起きなどの傾向が見られ、医師に相談のうえ、睡眠導入剤などで適切にコントロールします。

●骨がもろくなり転倒で骨折を起こしやすくなります。日ごろからリハビリで筋力をつけておくことが望ましいでしょう。

●加齢による体内細胞の減少に伴い体内水分量も減ってくるため、たやすく脱水や低栄養に陥る状況にあります。

●鬱(うつ)や認知症、意欲低下などで、情緒が不安定になることが多く、意識障害やせん妄、錯乱、興奮などが起きやすいので心配りが必要です。

●肝臓や腎臓の機能低下に伴って薬物の副作用が出やすくなります。薬の内容のチェックには薬剤師や医師、看護師との連携が大切です。

●認知症では異食行為が見られることがしばしばあるので日ごろから洗剤や消毒剤など危険なものは手に届くところに置かず鍵のかかるところに保管するようにします。

## ○脈 拍

**目的**

心臓の状態や血管内に血液が正常に流れているかがわかります。基準値は安静時で1分間に60〜80回が正常（WHOの成人値）。100回以上を頻脈、50回以下を徐脈といい、高齢者は一般的に少なくなる傾向にあります。

**測定法**

1. 動脈上に「ひと差し指・中指・薬指」の3本を軽く押し当てて1分間測定します。
2. 軽く圧して1分間の脈拍数を数え、リズム、強さを観察します。

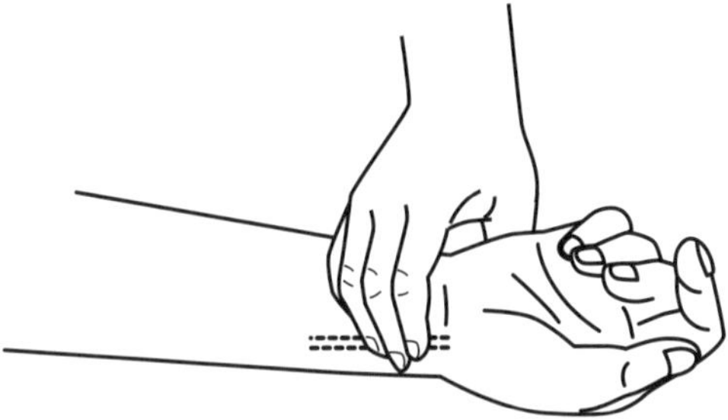

橈骨動脈での脈拍

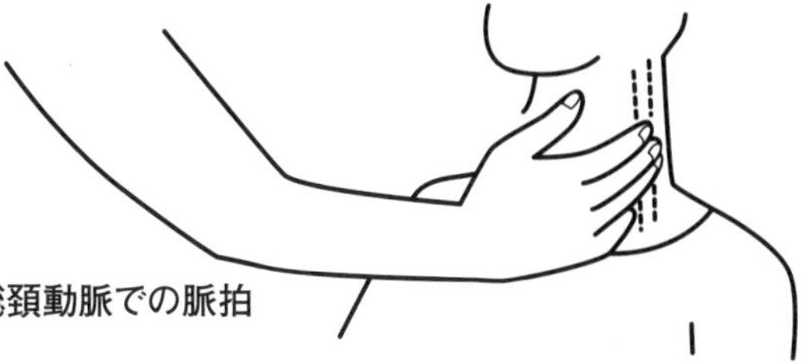

総頸動脈での脈拍

**注意点**

脈拍は活動や興奮、発熱、高温環境、薬などによって増加します。測る際には自分の手を温めてから行ないます。

# ○血 圧

**目的**

血圧とは心臓の血液を押し出す拍出力が太い動脈の血管壁に及ぼす圧力で、心臓の働きを知ることができます。

**測定法**

血圧は体位や年齢、食事、運動等により変動し、飲酒や入浴によっても変わります。

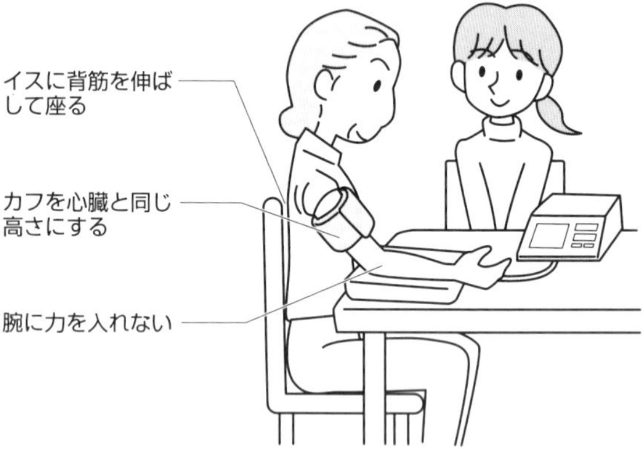
イスに背筋を伸ばして座る
カフを心臓と同じ高さにする
腕に力を入れない

※心臓より高い位置で測定すると低く
　心臓より低い位置で測定すると高く測定されます。

血圧区分（WHOの血圧区分）

| | 最大血圧 | 最小血圧 |
|---|---|---|
| 高血圧 | 160mmHg以上 | 95mmHg以上 |
| 境界域高血圧 | 140mmHg以上<br>160mmHg未満 | 90mmHg以上<br>95mmHg未満 |
| 正常血圧 | 140mmHg未満 | 90mmHg未満 |

**注意点**

介護職は医療職用の血圧計で測定することはできませんが、家庭用の電子血圧計で測ることは「医療行為」とはされていません。

# ○体 温

**目的**
感染症などの病気の兆候が発見できます。体温中枢の働きが狂って体熱の生産と放散のバランスがくずれ体温が急激に高まると発熱します。

**測定法**
体内の中枢の温度を反映するわきの下、口腔、直腸（肛門）、外耳道（鼓膜）などで測定します。

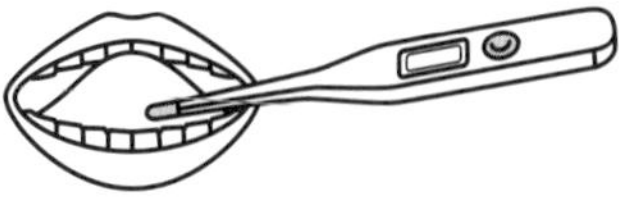

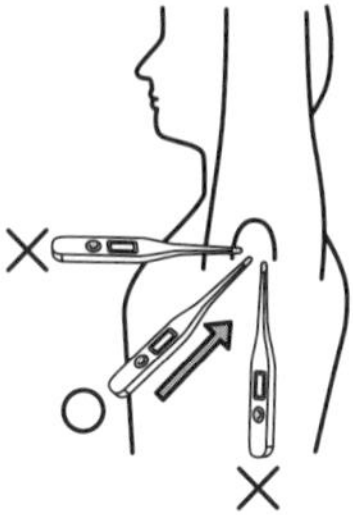

WHO基準値

| | |
|---|---|
| 老人 | 36℃ |
| 成人 | 36.5～37℃ |
| 幼児 | 37℃ |

※朝は低く、夕方は高くなり、その差は約0.6℃です。

※高齢者では皮下脂肪が薄く皮膚の熱の伝導度が低いために低い値になりやすく、日常の基礎体温が低い場合があるので37℃でも発熱ということもあります。

**注意点**
測定部位が発汗しているときは乾いたタオルでふいてから測定します。
麻痺(まひ)のある場合は健側で測定します。

# ○呼吸状態

**目的**
呼吸は体内に酸素を取り入れたり、代謝で生じた炭酸ガスを排出することで、呼吸運動を見ると気管支や肺の異常、全身に酸素が十分に送られているかなどを知ることができます。

**測定法**
測定する相手に気づかれないように１分間測定する。緊張状態や不安状態を引き起こさずに しぜんな状態の胸部と腹部の呼吸運動を観察できるよう脈拍の測定時に行ないます。安静時の呼吸回数は１分間に12～20回程度です。

**注意点**
呼吸は本人の意図で換気量や回数などを変えられるため、測定する際は相手に気づかれないようにします。

# Ⅱ・6 高齢者の体を知っておこう

## ◉体の生理的機能はどのように変化する？

年齢を重ねると外観の変化だけでなく、体のさまざまな機能に衰えがあらわれます。若いときにあたりまえにできたことができなくなったり、時間がかかったりしてきますが、体の衰えは“しぜんなこと”なのです。

## ◉老化に伴って起こる体の変化例

■外観の変化
- ○皮膚のしわ
- ○白髪・薄毛
- ○歯の衰え
- ○前かがみの姿勢

■感覚機能の衰え
- ○視力の衰え
- ○耳が遠くなる
  （高音域から聞こえにくくなる）
- ○触覚、痛覚、味覚が鈍る

■運動機能の低下
- ○筋力低下
- ○骨がもろくなる
- ○転倒しやすくなる
- ○動作が緩慢になる
- ○瞬発力や持続力の低下
- ○反射神経の機能低下

■内臓機能の低下
- ○感染しやすい
- ○頻尿・尿漏れ・便秘
- ○消化吸収力低下
- ○動脈硬化

■適応力と回復力の低下

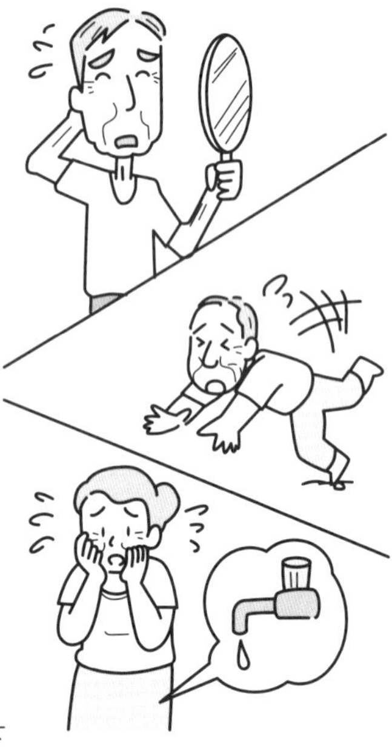

## ◉体と精神機能の主な4つの衰え

- ●新陳代謝の衰え
- ●身体機能の衰え
- ●生殖機能の衰え
- ●精神機能の衰え

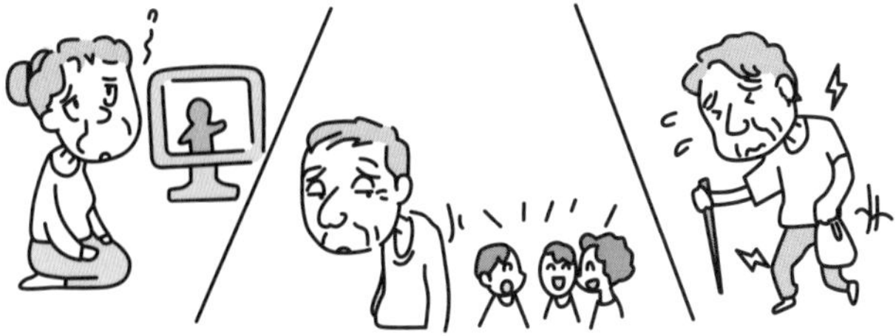

## ◉高齢者の心の変化に気づく

□身体的、社会的にも不安にとらわれる
□社会的役割が減少して疎外感を抱きやすい
□生きる目的が見い出せず無気力になる
□記憶力の低下
□性格ががんこになりやすい

◎マイナス面だけでなく、新しいことを記憶するのは苦手であっても、物事を総合的に判断する力はむしろ深まります。知的能力は徐々に低下しますが、時間をかければ学習能力も維持できます。

# Ⅱ・7 高齢者に多い主な病気

高齢者に限って生じる障害は数多く、老年症候群や老年病と呼ばれるものがあります。どの年齢の人にも起こりうる疾患が高齢者では異なる症状や合併症を引き起こす場合もあります。

**病気の特徴は**……………………………

◎各臓器の機能低下が見られる

◎複数の病気を持っていることが多い

◎症状や病態が若い人と異なる

◎免疫機能が低下し病気が治りにくい

◎症状がはっきり出ない（非定型的）ため気づきにくい

◎薬剤に対する反応が若いときと異なる

◎認知症や転倒、失禁などの老年症候群がある

◎起床時などに自立を促す配慮が必要である

◎精神的な症状が出やすい

◎QOL（生活の質）などに左右され個人差が大きい

| | |
|---|---|
| じょく瘡 | 床ずれとも呼ばれ、長時間寝ていることで骨の突き出した部分への圧迫が続き皮膚が損傷を受ける。 |
| 骨粗しょう症 | 骨がもろくなって骨折しやすくなる。特に閉経後の女性に多く見られる。 |
| 腰痛 | 腰の骨や周囲の筋肉に痛みがあらわれる。原因別にそれぞれの治療が行なわれる。 |
| 老人性難聴 | 加齢による聴力の低下で起こる。慢性の病気で老人性難聴を進行させる。 |
| 白内障 | レンズの役目をしている水晶体が濁ってくる病気。進行するにつれ見えにくくなる。 |
| 緑内障 | 眼圧(眼球内圧)によって視神経が圧迫されて障害を起こす。失明の危険性もある。 |
| 誤嚥(ごえん)性肺炎 | 口腔の細菌などが気管に入って起こる肺炎。高齢者の場合に多い。 |
| 肝硬変 | 肝細胞が破壊されて肝臓が硬くなる病気。腹水や黄疸などの症状があらわれる。 |
| 狭心症 | 冠状動脈の血液の流れが一時的に不足し胸部圧迫感や胸痛を引き起こす。 |
| 前立腺肥大症 | 膀胱(ぼうこう)の出口にある前立腺が肥大し、尿道を圧迫して排尿困難が起こる病気。 |
| 認知症 | 正常であった脳の働きが病気等で低下し、記憶障害や日常生活能力の欠如などを招く。 |

# Ⅱ・8 救命処置の流れ

反応を見る（呼びかける）

↓

助けを呼ぶ 119番通報・AED手配

↓

気道を確保し、呼吸を見る

↓

ふだんどおりの呼吸をしているか調べる

↓ していない

人工呼吸（2回）・心臓マッサージ

↓

↓ している

回復体位

気道の確保と窒息の防止

AED到着
電源を入れ、電極パッドをはる

↓

心電図解析

↓

電気ショック必要

↓

電気ショック1回
心臓マッサージと人工呼吸

↓

電気ショック必要なし

↓

心臓マッサージと
人工呼吸

# Ⅱ・9 心肺蘇生法

## ◉心肺蘇生法とは

心肺蘇生法は、観察と確認、気道の確保、人工呼吸、心臓マッサージを行なうことです。「倒れている人がいる」という想定で、基本的な心肺蘇生法の手順を学んでおきましょう。

## ◉基本的な心肺蘇生の手順

1 意識の有無の観察と確認

☆応援を呼ぶ。 ↓

2 気道の確保

↓

3 呼吸の有無の観察と確認

↓

4 人工呼吸（口対口）2回

↓ （省いても可）

5 変化の観察と確認

↓ （脈がないとき）

6 心臓マッサージ30回

（1分間に100回のリズムで）

## 1 意識の有無の観察と確認

耳の近くで「もしもし」とか「だいじょうぶですか」などと呼びかけながら、肩やほおを軽くたたいたり、皮膚を軽くつねったりして意識の有無を確認します。体を強くゆすったりなどはしないようにします。

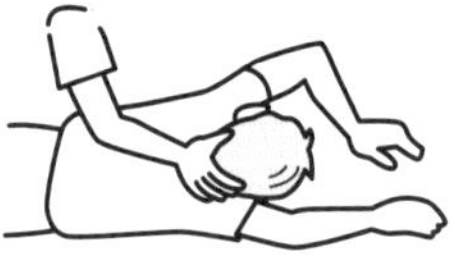

### 意識がないときは……

反応がなかったり反応が鈍いときは「意識がない」と判断し、すぐに主治医の指示を受け、救急車を手配して気道の確保を行ないます。
（→「**119番への通報**」**P.11**）

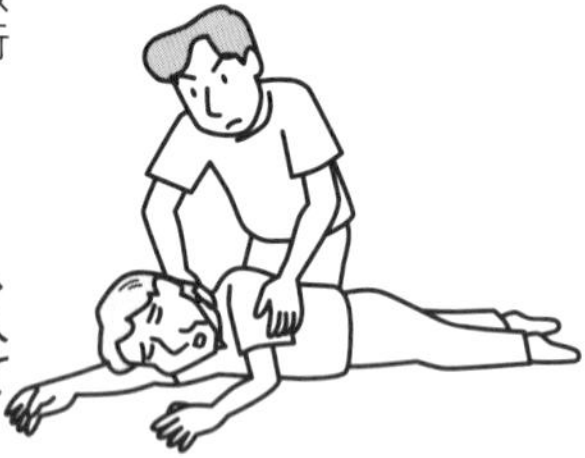

### ◉体位の変換のしかた

**片手で後頭部とうなじを支え、もう一方の手をわきの下に入れ、体をねじらないようにしてあお向け（仰臥位）にします。**

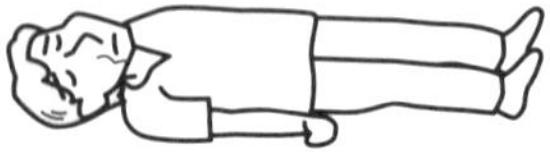

### 意識があるときは……

呼びかけにこたえるときは回復体位にし、出血やそのほかの症状・状態に対する応急手当を行ないます。
（「**急変時の症状別ケア**」**P.7〜**）

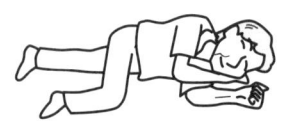

### ◉回復体位

**下あごを前に出し、両ひじを曲げて上側の手をあごの下にあてがい、後ろに倒れないようにします。**

口の中に嘔吐物などが見えたら、この体位のままで口の中に指を入れ、下側の口角を引き下げると、口の中の物は流出する。

## 2 気道の確保

意識がないと筋肉の緊張がなくなり、舌のつけ根が落ち込んで気道が閉塞され、呼吸できなくなるため、気道の確保を行ないます。また、意識がなくても気道を開放するだけで楽に呼吸できるようになる場合もあります。

### ◉気道確保の方法（頭部後屈あご先挙上法）

1）一方の手を前額部から前頭部に当てます。（頭部後屈）

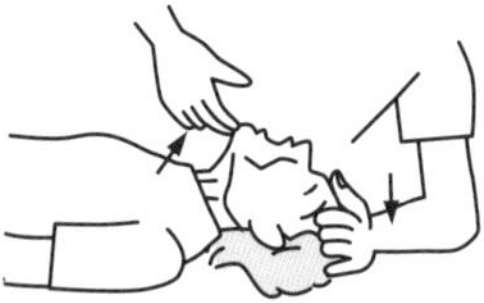

2）もう一方の手の指を、下あご下面の先端に当て、口が閉じる程度に持ち上げます。

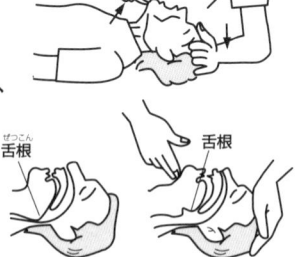

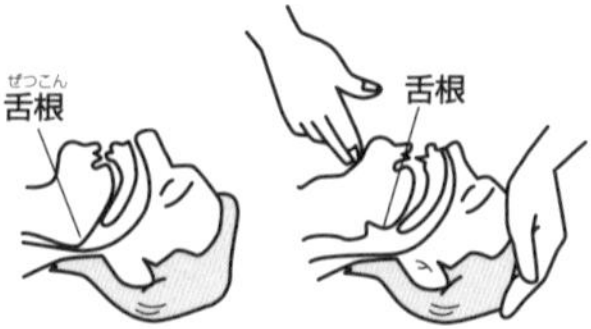


3）呼吸の有無を確認します。（耳を口もとに近づける）

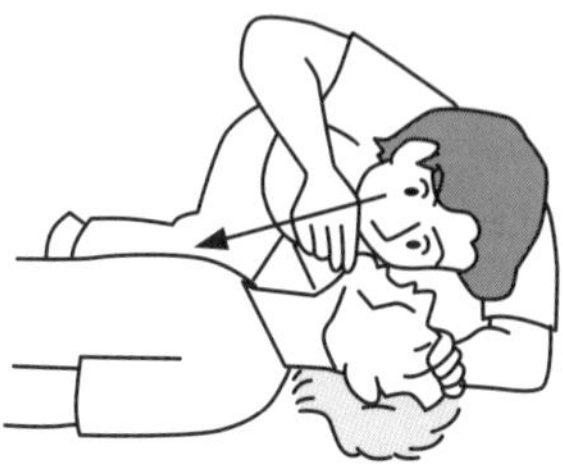

**・胸の動きはあるか**
**・呼吸音がはっきり聞こえるか**
**・息の出入りを感じられるか**

## 3 呼吸の有無の観察と確認

気道を確保して10秒以内で呼吸の有無を次のように観察し、これらのないときは呼吸をしていない（無呼吸）と判断して人工呼吸を始めます。

- **胸の動きは十分か**
- **呼吸音がはっきり聞こえるか**
- **息の出入りが感じられるか**

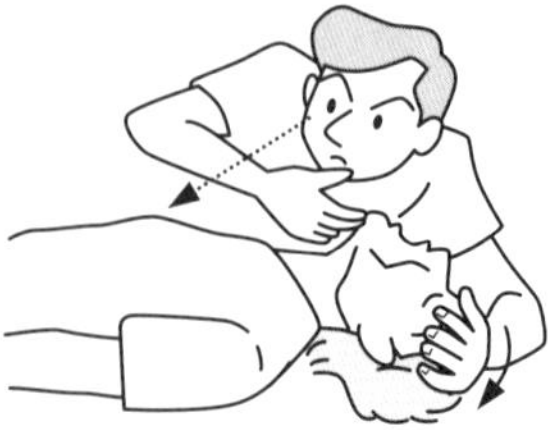

呼吸音が聞こえても、「ゴロゴロ」とか「ヒューヒュー」という音の場合は気道閉塞が疑われる。
呼吸を普通にしている場合は、回復体位をとらせて救急車の到着を待つ。

## 4 人工呼吸（口対口）

人工呼吸の方法はいろいろありますが、一般には鼻を閉じて口対口の人工呼吸が行なわれています（状況によっては無理に行なわないでよい）。

人工呼吸を行なう場合は感染の危険があるのでふだんから携帯している補助具を使用し、なければハンカチを使用します。

※現行では心臓マッサージを行なう場合、省略してもよいとされています。

口の中に異物が見えたら、顔を横に向けて片手の指で口を開け、他方の手のひと差し指にガーゼやハンカチなどを巻いて異物を押し込まないようにそっと取り除きます。

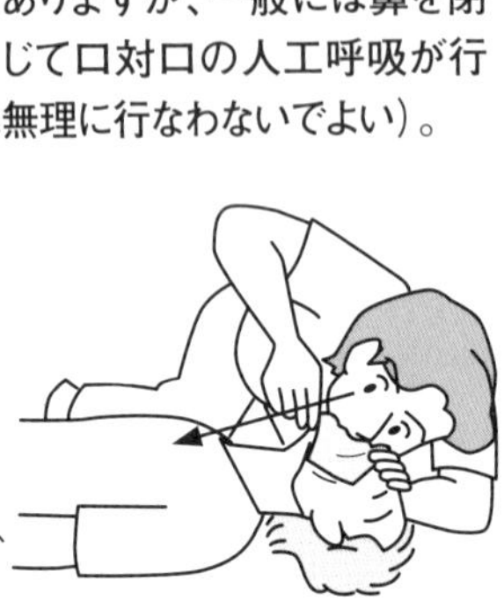

## 5 変化の観察と確認

人工呼吸を2回行なったら、10秒以内でもう一度観察をします。

・呼吸しているか
・せきをしているか
・体を動かしているか

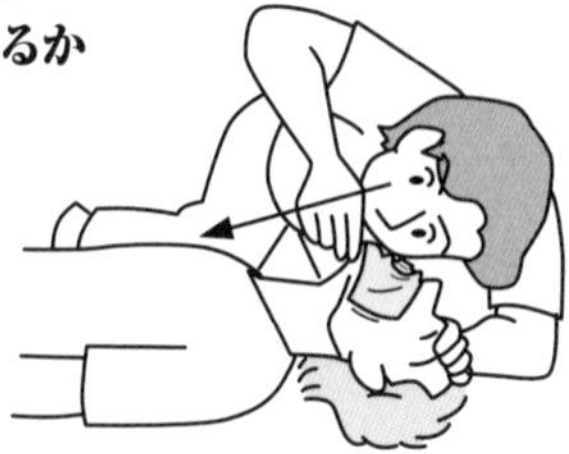

⇓

脈がない場合は、ただちに心臓マッサージを行ないます。（→P.116）

※人工呼吸は1回の吹き込み時間に1秒かけて、5秒に1回の速さで行ないます。

## 6 心臓マッサージ

心臓マッサージを30回、続いて人工呼吸を2回、この「30回：2回」を1サイクルとして蘇生するまで行ないます。

### (1) 手を置く位置を見つける。

高齢者の片側、胸の辺りにひざをつき、左右の乳頭を結んだ真ん中（胸骨）に、他方の手をその手の上に重ねるようにして置きます(両手の指を交互に組んでもよい) 。

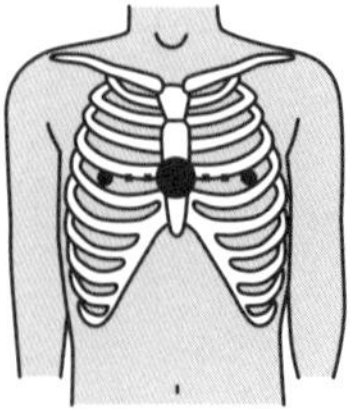

### (2) 体重をかけて垂直に圧迫する。

ひじを縦にまっすぐに伸ばして真上から体重をかけ、強く（少なくとも胸が5cm沈むまで）垂直に圧迫します。

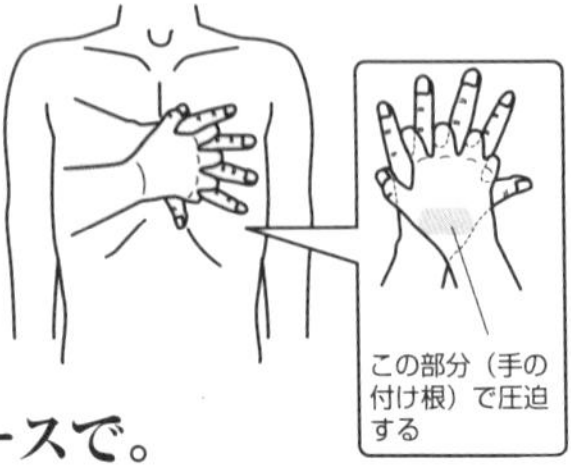


### (3) 1分間に約100回のペースで。

圧迫解除時は胸に手のひらをつけたまま完全に力を抜きます。1分間に約100回くらいの速いペースで行ないます。斜めに圧迫しない、ひじを曲げて圧迫しないようにします。

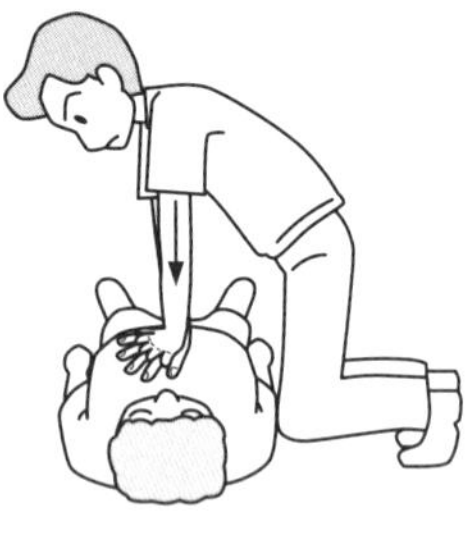

# Ⅱ・10 AED（自動体外式除細動器）の使い方

AED（Automated External Defibrillator）は、だれもが使える除細動器（電気ショックを与えて心臓の筋肉のけいれんを止め正常な動きを回復させる医療機器）です。
公共施設や駅、空港などに設置されており、すぐにAEDの操作をすることで人命を助けられる可能性が高くなりました。

**除細動（じょさいどう）とは**

けいれんしている心筋に電気ショックを与えて正しいリズムを回復させることで、いかに早く除細動するかが患者の延命や予後に大きく影響します。

## ◉AEDの操作手順

機種によって多少の違いはありますが、ボタンを押す（あるいはフタを開けるなど）と電源が入り、あとは音声が次にするべきことを指示してくれます。

### 1 AEDの電源を入れます。

傷病者の横にAEDを置いてケースから本体を取り出すかケースを開けて電源を入れます。

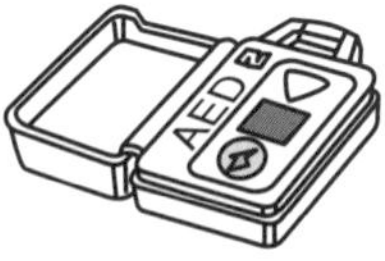


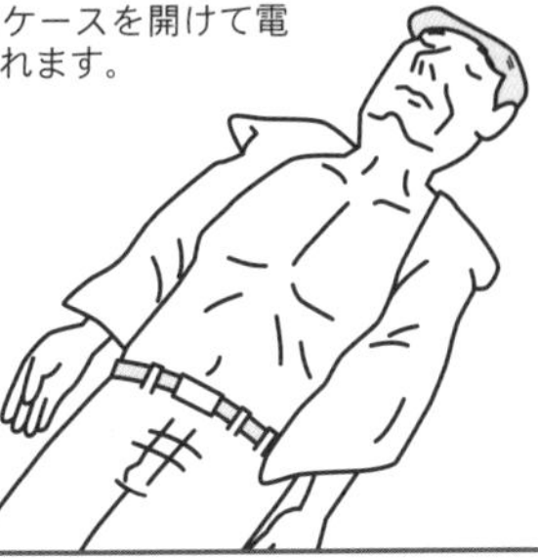

## 2 電極パッドをはります。

傷病者の胸を開いて電極パッドの袋を開封してシールをはがし、一方は右鎖骨より下の胸部に、もう片方は左側胸部(できるだけ背中の近く)にはる。「傷病者から離れるように」というメッセージが流れて解析が自動的にスタートします。

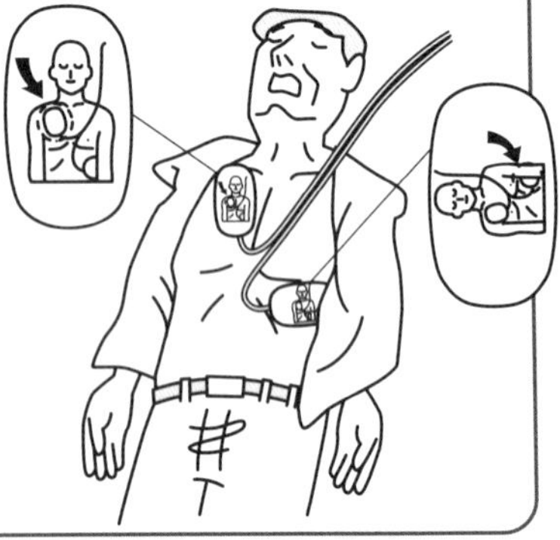

心電図の自動解析中
(傷病者に触らない)

## 3 「除細動が必要です」の音声が流れたら通電前の安全確認をして患者から離れ、オレンジ色に点滅しているボタンを押します。

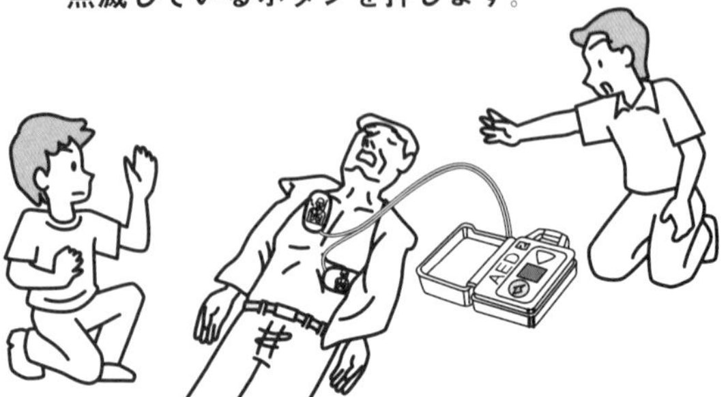


除細動が成功
(AEDのアナウンスをよく聞く)

**4** **呼吸と脈拍を確認し、必要なら心肺蘇生法を続けます。**
（→P.111）

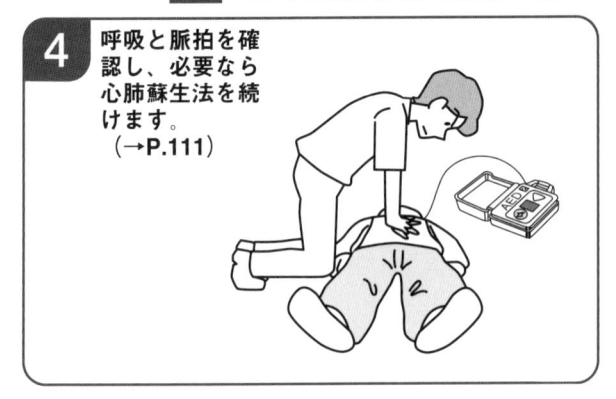

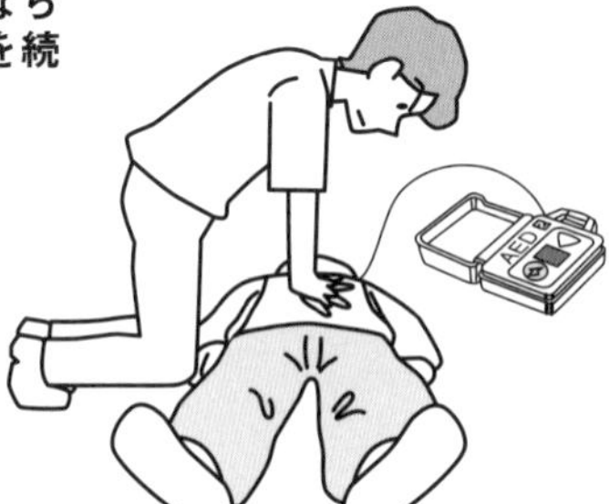


除細動が不成功

**5** **自動解析に戻って電気ショックと心肺蘇生を開始します。**

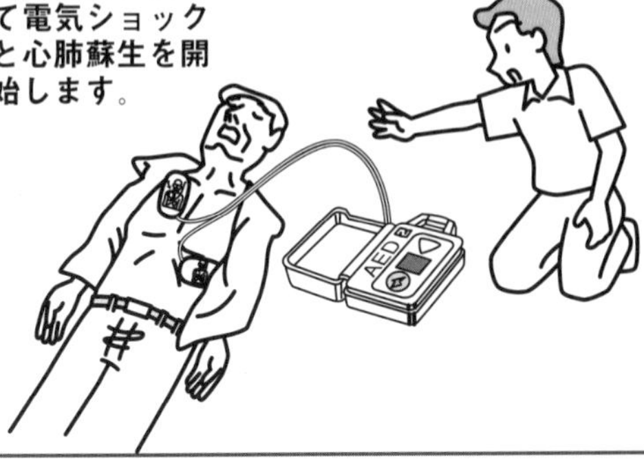


3 でショックが必要ないと判断された場合は、脈拍を確認して心肺蘇生法開始。→医師が到着するまで心肺蘇生法を続けます。

※以後、除細動を繰り返すか作動を終了するかはAEDの指示に従います。
※電気ショックが必要ない場合にはボタンを押しても電気が流れませんので、操作を間違っても電気が流れるようなことはありません。

# Ⅱ・11 急変時チェックメモ

＜急変の記録＞

介護職の方は急変時の記録が必要です。できるだけリアルタイムで行なうようにします。無理な場合は、時間や症状、応急手当などのメモをとり、一段落してから正式に記録としてまとめましょう。

＜記録の項目＞

□氏名・年齢・性別
□時間
□場所
□急変時の状態（顔色や体位など）
□バイタルサイン（呼吸・脈拍・血圧・体温）
□主な症状
□対応の流れ
□処置の内容
□対応後の状態

＜急変記録のポイント＞

◎基本は5W1H／だれが、何を、いつ、どこで、どうして、どのように、を必ず入れる。
◎表現は簡潔に／ひとつの文章を短くし、だれが見てもわかる言葉を選ぶ。
◎事実を具体的に／あったことをそのまま書く。状況が伝わるように具体的に表現する。
◎客観的に／自分の感情や憶測を入れないようにする。
◎公的な記録／関係機関やご本人やご家族に閲覧される。
◎個人情報の保持／個人情報については不必要なものは記さない。
◎判断に迷うとき／担当上司に相談をする。

# II・11 急変時チェックメモ

<table>
<tr><td rowspan="2">氏名</td><td rowspan="2">様</td><td>年齢</td><td>性別</td><td>発生(発見時間)</td><td>場所</td><td>チェック</td></tr>
<tr><td>歳</td><td>男・女</td><td>年 月 日<br>時 分</td><td></td><td></td></tr>
<tr><td>既往歴</td><td colspan="5"></td><td></td></tr>
<tr><td>現病名</td><td colspan="5"></td><td></td></tr>
</table>

<table>
<tr><td rowspan="3">状況</td><td>主症状</td><td colspan="5"></td><td></td></tr>
<tr><td>呼吸</td><td>脈拍</td><td>血圧</td><td>体温</td><td>意識状態</td><td>出血</td><td></td></tr>
<tr><td>有・無<br>仕方</td><td>有・無<br>回／分</td><td>(右)<br>／<br>(左)<br>／</td><td>℃<br>皮膚の状態<br>・温かい<br>・冷たい<br>発汗 有・無</td><td>有・無<br>スケール<br>(　　)<br>顔色<br>体位</td><td>有・無</td><td></td></tr>
</table>

<table>
<tr><td rowspan="3">連絡</td><td rowspan="2">家族へ電話</td><td>・した</td><td>・連絡つかず(不在)</td><td>・出来なかった</td><td></td></tr>
<tr><td colspan="3">だれに(　　)いつ来る(　　)どこへ来る(　　)</td><td></td></tr>
<tr><td colspan="4">・Dr. コール　・医療職へ連絡　・上司(施設責任者へ連絡)</td><td></td></tr>
</table>

<table>
<tr><td rowspan="2">備考</td><td rowspan="2">呼吸<br>有・無</td><td>・心肺蘇生</td><td>・酸素吸入</td><td>・点滴確保</td><td></td></tr>
<tr><td>・人工呼吸<br>・心臓マッサージ<br>・AED<br>・その他(　　)</td><td>・有<br>(　ℓ／分、不明)<br>・無</td><td>・補液・薬剤<br>(　　)<br>・部位<br>・いつから</td><td></td></tr>
<tr><td>特記事項</td><td colspan="4">職員氏名:</td><td></td></tr>
</table>

# Ⅱ・12 救急箱の保管と内容

**救急箱の内容はすぐに役だつようにふだんからチェックし、消費期限を守って定期的に点検して入れ替えをするようにしましょう。**

●保管は直射日光が当たらない湿気の少ない場所で、必ずご家族や職場全員がわかる場所に置いておきます。

●薬は定められた量・用法・回数に従って正しく使用します。
（薬の使用期限の書いてある箱に使い始めの日時を書いておきましょう）

## 救急箱のチェック表

＜医療用具＞

| 品名 | チェック |
|---|---|
| 体温計 | |
| 血圧計 | |
| 氷のう | |
| 氷枕 | |
| ゴム手袋 | |
| ハサミ | |
| ピンセット | |
| ポケットライト | |
| 毛抜き | |

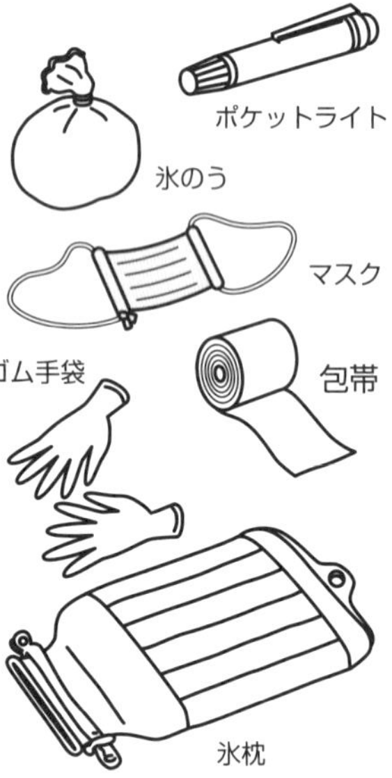

＜衛生材料＞

| 品名 | チェック |
|---|---|
| マスク | |
| ばんそうこう（ガーゼ付き） | |
| 包帯（幅の違うものを数種） | |
| 三角巾 | |
| サポーター類 | |
| 綿棒・綿球 | |
| テープ | |
| 滅菌ガーゼ | |
| 脱脂綿 | |
| 油紙 | |
| 安全ピン | |

＜外用薬＞

| 品名 | チェック |
|---|---|
| 消毒用アルコール | |
| オキシドール | |
| イソジン液 | |
| 目薬 | |
| 湿布薬 | |
| 抗生物質軟こう | |
| 浣腸薬 | |

＜内服薬＞

| 品名 | チェック |
|---|---|
| 総合感冒薬 | |
| 鎮痛解熱剤 | |
| 胃薬 | |
| 下痢止め | |
| 整腸剤 | |

◎その他、消毒用エタノール、止血帯、副木(そえぎ)、洗面器なども準備しておきます。

# 人体図

## ①各部位の名称

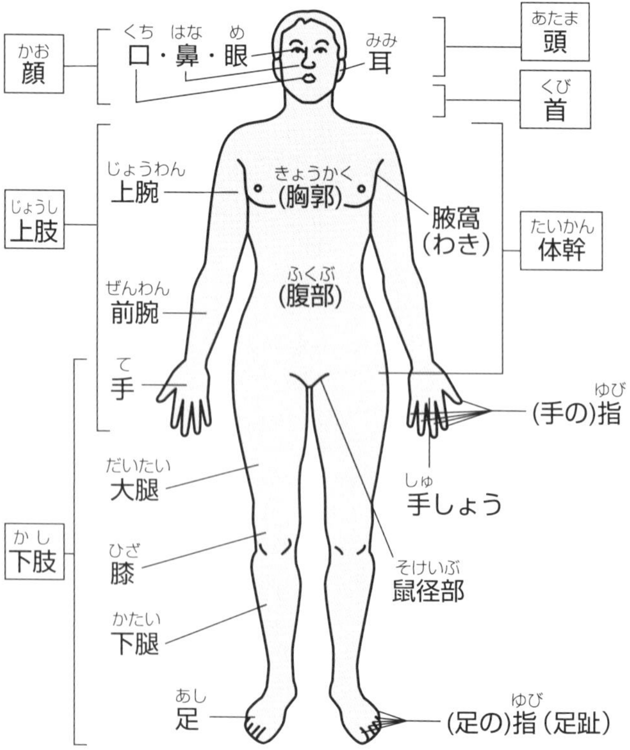

顔《かお》
口《くち》・鼻《はな》・眼《め》
耳《みみ》
頭《あたま》
首《くび》
上肢《じょうし》
上腕《じょうわん》
(胸郭《きょうかく》)
腋窩
(わき)
体幹《たいかん》
前腕《ぜんわん》
(腹部《ふくぶ》)
手《て》
(手の)指《ゆび》
手《しゅ》しょう
下肢《かし》
大腿《だいたい》
膝《ひざ》
鼠径部《そけいぶ》
下腿《かたい》
足《あし》
(足の)指《ゆび》(足趾)

# ②内臓の名称

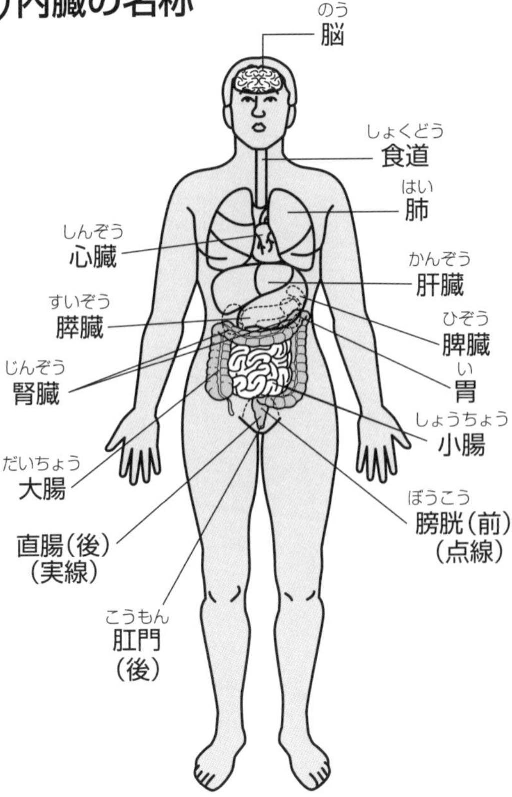
脳《のう》
食道《しょくどう》
肺《はい》
心臓《しんぞう》
肝臓《かんぞう》
膵臓《すいぞう》
脾臓《ひぞう》
胃《い》
腎臓《じんぞう》
小腸《しょうちょう》
大腸《だいちょう》
膀胱《ぼうこう》（前）
（点線）
直腸（後）
（実線）
肛門《こうもん》
（後）

# ③筋肉の名称

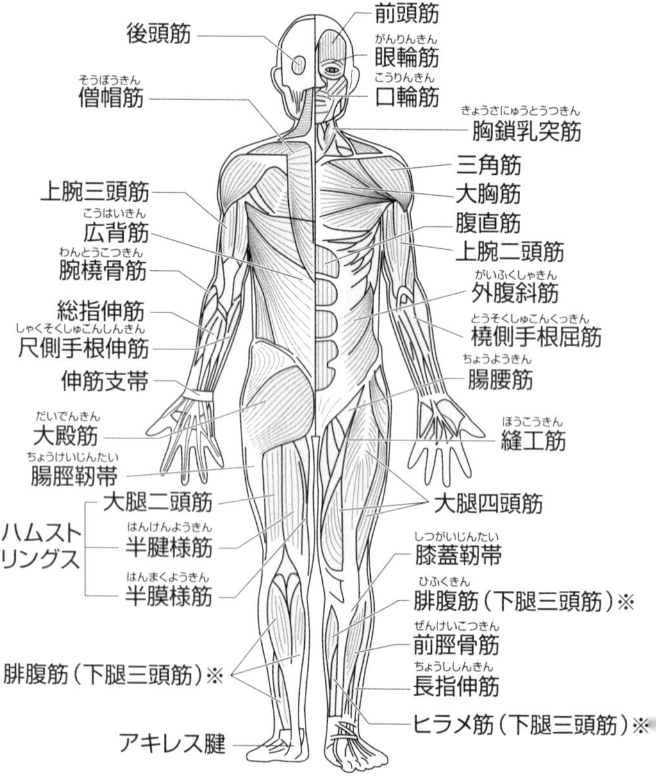

後頭筋
僧帽筋《そうぼうきん》
上腕三頭筋
広背筋《こうはいきん》
腕橈骨筋《わんとうこつきん》
総指伸筋
尺側手根伸筋《しゃくそくしゅこんしんきん》
伸筋支帯
大殿筋《だいでんきん》
腸脛靭帯《ちょうけいじんたい》
大腿二頭筋
ハムストリングス
半腱様筋《はんけんようきん》
半膜様筋《はんまくようきん》
腓腹筋（下腿三頭筋）※
アキレス腱
前頭筋
眼輪筋《がんりんきん》
口輪筋《こうりんきん》
胸鎖乳突筋《きょうさにゅうとうつきん》
三角筋
大胸筋
腹直筋
上腕二頭筋
外腹斜筋《がいふくしゃきん》
橈側手根屈筋《とうそくしゅこんくっきん》
腸腰筋《ちょうようきん》
縫工筋《ほうこうきん》
大腿四頭筋
膝蓋靭帯《しつがいじんたい》
腓腹筋《ひふくきん》（下腿三頭筋）※
前脛骨筋《ぜんけいこつきん》
長指伸筋《ちょうししんきん》
ヒラメ筋（下腿三頭筋）※

※腓腹筋とヒラメ筋を下腿三頭筋と呼ぶ。

# ④骨の名称

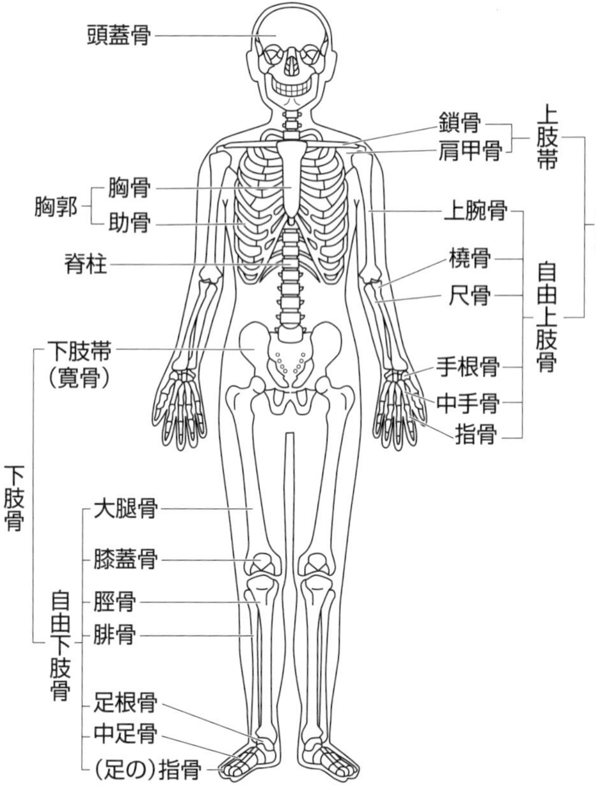
頭蓋骨
鎖骨
肩甲骨
上肢帯
胸郭
胸骨
助骨
脊柱
上腕骨
上肢骨
橈骨
尺骨
自由上肢骨
手根骨
中手骨
指骨
下肢帯
(寛骨)
下肢骨
大腿骨
膝蓋骨
脛骨
腓骨
自由下肢骨
足根骨
中足骨
(足の)指骨

監修

堀《ほり》　清記《せいき》

兵庫医科大学名誉教授・元姫路獨協大学教授。京都大学医学部卒・医学博士

堀《ほり》　和子《かずこ》

社会医療法人医真会　介護老人保健施設「あおぞら」元・施設長・元兵庫医科大学教授
京都大学医学部卒・医学博士

編著

前田《まえだ》 万亀子《まきこ》

高齢者サポートネットワーク「CSねっと企画」所属。ライター・コーディネーター

安心介護ハンドブック⑪
増補改訂版
イラストでわかる
介護のための
急変ノート

表紙装丁／曽我部尚之（E-FLAT）　表紙イラスト／藤本知佳子
本文フォーマット／永井一嘉　本文デザイン・レイアウト／マサキデザイン事務所
本文イラスト／角田正己（イラストレーションぷぅ）　本文アイコン／田中ひろみ
企画編集／安藤憲志・堀田浩之

2012年3月初版発行　　2022年 7月第 8 版発行

監修　堀 清記・堀 和子　編著　前田万亀子

発行人　岡本 功
発行所　ひかりのくに株式会社

〒543-0001　大阪市天王寺区上本町3-2-14
郵便振替00920-2-118855　TEL06-6768-1155
〒175-0082　東京都板橋区高島平6-1-1
郵便振替00150-0-30666　TEL03-3979-3112
URL https://www.hikarinokuni.co.jp
印刷所　図書印刷株式会社


ISBN 978-4-564-43121-0　Printed in Japan
C3036　NDC369.17　128P　15×11cm